米国先端医療学会
理事 医学博士
満尾 正

世界最新の医療データが示す

最強の食事術

ハーバードの栄養学に学ぶ
究極の「健康資産」の作り方

小学館

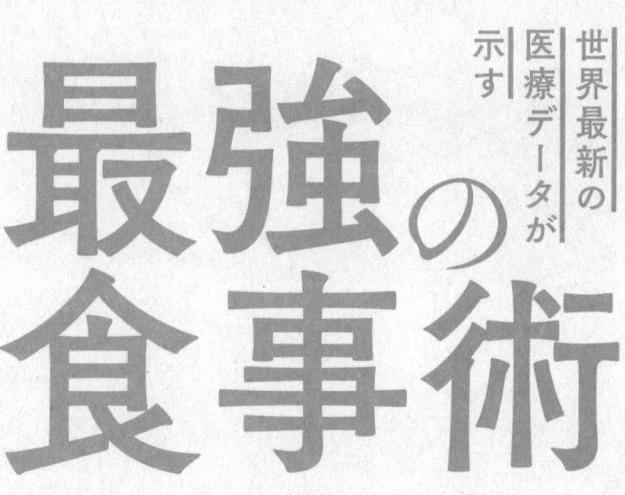

“The first wealth is health.”

—— Ralph Waldo Emerson　1803-1882

「健康に勝る富はなし。」

はじめに

免疫力という「究極の資産」

今こそ**「正しい栄養学」**に基づき、日々の食事を自分の体の**〝優良資産〟**に変える方法を、真剣に考えるべきときです。

それができる人とできない人とでは、人生の質を決める健康度合いに大きな差が出るだけでなく、その未来は命の行方そのものさえ左右するシビアなものになります。

「COVID-19」（＝新型コロナウイルス感染症、以下、新型コロナと略して表記）のパンデミック（世界的大流行）は、世界の様相をすっかり変えました。**私たちの生活や仕事、ひいては人間関係にまで多大な影響**を及ぼしています。

流行当初は、このウイルスの特性についてほとんどわかっておらず、不顕性（感染症状が発症していない状態）のウイルス保持者が動き回ってしまったことで感染が広がってしまいました。

どのような症状が出るのか、それにどのように対応すればいいのかについて、医療現場も手探り状態でしたから、適切な治療が行えずに失われた命も多々あったことでしょう。

一人ひとりが**「目に見えない敵」**と一緒に暮らすことを余儀なくされ、経験したことのない恐怖を味わいました。それは今も続き、隣人に対してすら疑心暗鬼になっている人も多いことでしょう。

「老後2000万円必要と言われ、100歳まで生きるための資金をどうするか心配していたのに、それどころじゃない。もはや1カ月後の命だってわからないじゃないか」

まさに、私たちの**人生観にパラダイムシフトが起きた**と言ってもいいでしょう。

一方で、だんだんと検証が進むにつれ、アジア諸国ではさほど致死率は高くないこともわかってきて、人々は冷静さを取り戻し、自分らしい生活を送る方法を探っています。

時間はかかるかも知れませんが、新型コロナについては、その対処方法が確立されるはずです。

ただし、また同様のことは起きます。**人類の歴史は新しい疫病との戦い**であり、どれほど文明が進化しても、それは変わることはありません。

むしろ、人間社会が進化すればするほどウイルスも賢くなり、複雑な戦いを挑んでくるようです。新型コロナは、まさにそんなウイルスと言えます。

私たちは今後も、**あらゆる病原微生物（ウイルスや細菌）と共存**していかなければなりません。

かつては「死の病」と呼ばれたような疾病《しっぺい》でも、治療法が確立されてしまえば恐れるには及びません。たとえば、天然痘や結核がその典型です。天然痘は人類史はじまって以来、長い歴史をもつ感染症でしたが、1980年に地球から撲滅されたとされています。一方、結核で命を落とす人は今もいますが、治療法が確立されており、体力がない高齢者や持病のある人など、身体的弱者が圧倒的に不利というわけではありません。

ところが、新型コロナのような新しい疫病においては、**負ける人と生き残る人が明確に振り分けられてしまいます**。それは、治療法が確立されていない以上、最後は本人の力に頼るしかないからです。

みなさんは、ここ数カ月の間に、**「免疫力」**という言葉を何度も耳にしたのではないかと思います。新型コロナに感染した場合、その転帰はさまざまです。

なんの症状も出ないのか。症状が出たとしても軽症なのか重症なのか。あるいは命まで落としてしまうのか。

それを決めるのは本人の免疫力だということが、世界中で共有されました。

もっとも、健康意識の高い人たちの間では、風邪から「がん」まで、あらゆる病気に免疫力が関わっていることは以前からよく知られています。

しかしながら、そもそも免疫力とはなんなのか、どうすれば身につくのかについて、正しく理解している人は案外、少ないのです。

免疫力は食事によって高められる

もともと私たちの体には、外から入ってきた異物や病原微生物や体内で発生したがん細胞などを排除する**自己防衛システム（＝免疫システム）が構築されています**。そのシステムを、正しく働かせる力のことを免疫力と呼ぶのだと言っていいでしょう。

この「正しく働かせる」というところが大事で、**免疫システムはがむしゃらに働けばいいのではありません**。暴走させては大変なことになります。

新型コロナで命を落とした人の多くが、「サイトカインストーム」という免疫暴走を起こしていたということがわかっています。

サイトカインは、体に異常が起きると、それを知らせるために細胞から血液中に出てくるタンパク質です。本来なら、サイトカインによって私たちの体は危機から守られます。ところが、あまりにも多量に出てくれば、血管の壁を傷つけて血液の塊《かたまり》を形成し、それが剥《は》がれ落ちて血栓となり、肺や心臓、脳などの血管を詰まらせてしまうのです。

当初、新型コロナは肺炎を起こすウイルスと思われていましたが、検証が進むにつれて、**全身どこでもやられてしまう血管病**という認識が強くなっていきました。

ですから、これからの時代を健康に生き抜くために最も重要なのは、誰もが生まれつき備えている「免疫システム」を正しく働かせることに尽きます。

新型コロナへの対策としても、手洗いや換気、ソーシャルディスタンスの励行に加え、免疫力を高めるためのアドバイスがあちこちでなされました。

「バランスのいい食事と充分な睡眠をとって、必要以上にストレスを溜《た》めないようにしましょう」

言い尽くされたことですが、真理です。**とくに食事は大事で、免疫力を高く保つために、ここを避けては通れません。**

ところが、私が食事の重要性について述べると、たいていの人がややうんざりしたような反応を示します。きっと、これまでも健康診断のたびに同じようなことを聞かされており、耳にたこができているのでしょう。

そもそも**「バランスよく食べる」という行為は、非常に難しい**ものです。単純に、好き嫌いなく肉も魚も野菜も食べるというようなことでは、免疫力を最高に保つことはできません。というのも、現代ならではの「食事情」があるからです。

私が子どもの頃は、それこそ「好き嫌いなく肉も魚も野菜も食べる」でOKでした。でも、今はさらなる賢い態度が求められます。単純に「なにを食べるか」だけでなく、「なにを食べないか」についても考えなくてはなりません。

食べるとは、生きるために欠かせない栄養分を体に摂り入れることです。この側面から言えば、少しでも体にいいものを摂《と》ることが大事なのは理解しやすいはずです。

一方で、食べるとは、**体にとっては「異物を入れる」行為**です。だから、悪いものを排除することもとても大事なのです。

今、多くの食べ物は怪しい加工が施された**「工業製品」**となり、野菜さえも本来の栄養素を維持していません。

たとえば、現代人がよく口にするカップ麺やスナック菓子、清涼飲料水は、食べ物というより工場でつくられた**「物質」**です。

便利なカット野菜には添加物が用いられ、露地物をうたっている野菜も、農薬や化学肥料のために大事なミネラルが失われています。

こうした状況にあって、いいつもりでおかしなものを食べていたら、免疫力が高まることはないし、それ以前に健康を害してしまいます。

――栄養学は命を守るために必要な知識

本書の目的は、読者のみなさんが自己の免疫力を高め、本質的な健康を手にすることにあります。それによって、今後いかなるパンデミックに襲われようとも生き抜き、真に**「人生100年時代」を謳歌《おうか》できる「健康資産」を手に入れる**ことができるのです。

そのリテラシーを磨くには、食べ物についてもっと知ってもらうしかありません。

今は抗加齢（アンチエイジング）医療、予防医療の専門クリニックを開設している私ですが、かつては杏林大学病院の救急救命センターで救急医として最前線に立っていました。そこには、心筋梗塞《こうそく》、脳梗塞、脳溢血《いっけつ》、重症呼吸不全などを起こした重篤《じゅうとく》な患者さんが毎日、運ばれてきます。

救急領域では、栄養管理が非常に重要です。なんとか救命できたとしても、食事が摂れない患者さんに経管で栄養を投与しなければなりません。そのときに、栄養失調にならないようにどんな栄養素をどのくらい入れていくかという、そのさじ加減によって患者さんの予後は大きく変わるのです。

残念ながら救えない患者さんもおり、救急救命における栄養学をもっときわめたいと考えていた私に、あるとき、ハーバード大学の外科代謝栄養研究室への留学の機会が与えられました。

留学時にいちばん驚いたことは、**管理栄養士（RD）と呼ばれるスタッフが患者の治療方針について医者と対等に議論**をしている光景を見たことです。学会でも、彼女たちのステイタスは高く、その知見は非常に重要視されていました。

そういう環境にあって私は、医師でありながら食べ物と栄養について徹底的に学ぶことができたのです。

今でこそ日本の医学界でも、栄養管理の大切さは認識されています。しかし、過去においては、そうではありませんでした。

たとえば、外科医の多くは「がんは取ればいい」というスタンスで、患者さんの栄養状態には無関心な面がありました。

しかし、栄養状態が悪いままに手術をすれば、傷が治りにくかったり、予後に影響が出たりすることがわかってきて、**今は術前の栄養管理に力を注ぐ**ようになりました。

一方で私は、ハーバードで学んだこともあり、**栄養学は健康維持のために最も重要な学問**だと早くから考えてきました。ウイルスとの共存が求められる今日においては、誰もが命を守るために必要な知識と言っても過言ではありません。

そして、**食べ物は免疫力をはじめとした「予防医療」に深く関わっている**と確信するに至り、そこに特化したクリニックを開設したのです。

私のクリニックでは、患者さんの血液データなどを詳細に分析し、その人が置かれている身体的状況を掘り下げていきます。**すると、普通の健康診断では「異常なし」とされていても、なんらかの異変が起きていることがわかります。**当然のことですが、こうした患者さんは、免疫力も損なわれていることが多いと言えます。

でも、その段階で食事内容などを見直すことで、かかるはずだった病気が避けられ、真の健康体に近づいていきます。

――現代人に不足している栄養素、過剰な物質

実際にお会いしているわけではないので、読者のみなさん一人ひとりの健康状態を私が推し量ることはできません。しかし、これまでの経験と蓄積データから、健康にあまり配慮しない食生活を続けている現代人の体がどうなっているか、どうすればいいかということについて、かなりの確率で的確なアドバイスができると自負しています。

それほど、**「現代人ならではの特徴」**があるのです。

詳しくは後述しますが、現代人に絶対に足りていない3つの栄養素があります。**ビタミンD、マグネシウム、亜鉛**です。

逆に、過剰になっている危険物質があります。**リン、有害金属、加えて糖質や人工甘味料など**はできるだけ減らしていく必要があります。

「マグネシウムだの亜鉛だのリンだのと、なんだかよくわからないけど、それって食べ物の話なの?」と思われたかも知れませんね。

そうです。食べ物の話です。みなさんの免疫力に大きく関わる食べ物の話です。

本書では、抗加齢医療、予防医療を行っていくなかで私が身につけた知見、そして日々更新される世界最先端の知識を紹介していきます。と同時に、**世の中に溢《あふ》れる食に関する間違った情報もできるかぎりアップデート**していきます。

これまでの食事の概念を根本からひっくり返し、思い込みと決別し、最強のリテラシーと真の免疫力を身につけてください。それはやがて、**お金や人間関係と並ぶ、もしくはそれ以上の、生涯にわたる「究極の資産」**になるはずです。

目次

3

亜鉛――102

第3章

知らずに食べている怖いもの

第4章 絶対食とカラダが喜ぶ食べ方

第1章

免疫力を高める最新の知見

現代人が今すぐ補うべき
3つの栄養素

健康診断で調べない
重要な検査項目！

結論から言えば、現代型の仕事や生活スタイルでごく普通に暮らしている人は、「ビタミンD」「マグネシウム」「亜鉛」が不足している傾向が多く見られます。

一見、**かなり健康状態が良さそうな人でも、調べてみるとこの3つの栄養素が完璧に維持されていることは極めて稀《まれ》**です。実は、これらは**「免疫力をアップする3大要素」**とも呼べるほど重要なもの。それが著しく欠けているのが、現代人の食生活なのです。

しかし、普通の健康診断の血液検査には、ビタミンD、マグネシウム、亜鉛といった項目はありません。調べないのですから、低いことに誰も気づきません。

では、なぜ調べないのか。健康診断でこれらの数値を測定しないのは、それが「直接」「即時に」病気に繋《つな》がることがないと考えられているからです。

たとえば、白血球の数や血糖値など、健康診断で必ず測定される項目に異常が出れば、それは即、なにかの病気を疑うきっかけになります。でも、ビタミンDやマグネシウムや亜鉛の数値が低いことで、すぐに病名が判明するわけではありません。一般的な健康診断では、そうした効率の悪い検査はしません。

ならば、ビタミンD、マグネシウム、亜鉛の不足を放置していいのかといったら、そうではないのです。**この3つの栄養素が足りていなければ、すなわち、免疫力が落ちてあらゆる病気にかかりやすくなる**からです。

詳しくは第2章で紹介しますが、とくに**ビタミンD不足は、新型コロナの致死率を上げるという研究データも発表されており、今後も非常に重要な課題**となることは明らかです。これらの3つの栄養素の欠乏は、日常生活においてすでにいろいろな不調を生み出しています。

たとえば、足のつり。ゴルフの最中に足がつってしまう年配の人がよくいますが、これはマグネシウムが不足しているときの典型的な症状です。

こちらも詳しくは第2章で述べますが、とにかく、これら大切なものが、**目に見えない形で失われている**ということを、まずは知ってください。

知らずに摂り過ぎている怖いもの

驚くほど多くの食品に添加されている！

昔は、人々に食べ物を提供してくれるのは、農業や漁業、畜産業に携わっている人たちでした。しかし、今は「食品メーカー」がその大半を担っています。私たちが手にする食べ物の多くが、自動車や電化製品のようにメーカーによってつくられています。

カップ麺、スナック菓子、清涼飲料水などに限らず、スーパーマーケットで売られている食べ物はほとんど、なにかしらの工場ラインを通過しています。レトルト食品や缶詰、調味料はもちろんのこと、練り物やソーセージなども同様です。

こうした加工食品には、製造過程でさまざまなものが加えられます。いわゆる**「食品添加物」**です。添加物について、日頃から注意を払っている人も多いでしょう。

たとえば最近では、「亜硝酸ナトリウムには気をつけねば」ということを理解している人もいるはずです。亜硝酸ナトリウムは、ウインナー、ハム、明太子などに多用される発色剤で、発がん性が確認されています。

そのほかにも、いろいろ注意が必要な添加物がありますが、私が**とくに緊張感を持ってチェックしているのが「リン」**です。

リンは、私たちが健康を維持するために一定量が必要な物質ではあるものの、**過剰になると動脈硬化を進め、免疫力を低下させ、腎臓病などいろいろな病気を引き起こします。**

そして、現代人は摂取過剰になって当然なのです。なぜなら、**驚くほどたくさんの食品にリンが添加されている**からです。

私のクリニックでは、患者さんの血中リン濃度も測定しており、高値を示す人の食生活について聞いてみると、たいていが加工食品をよく食べています。そこで、それらを減らしてもらうと正常値に落ち着いていきます。

食事は、その内容が本当に大事なのです。

詳しくは第3章で述べますが、リンのような有害物質をいたずらに摂取しないためには、**「加工食品とはなんぞや」**というところからの理解が必要です。

メーカーの利益＝消費者の利点ではない

食品添加物の危険性が指摘されているにもかかわらずメーカーがそれを用いるのは、保存性が高くなったり、味わいが増したりするなどの利点があるからです。ただ、**その利点はメーカーにとってのものであって、消費者のためではありません。**

「いや、保存性が高いほうが消費者にとっていいではないか」という声もあるかも知れません。しかし、よく考えてみれば消費期限が長くなって得をするのはメーカーです。そのほうが、廃棄も少なく在庫管理もしやすいわけですから。

では、味わいが増すことについてはどうでしょう。美味《おい》しいものを食べさせてもらえるなら消費者の得になるのでしょうか。

でも、実はその味は本当の美味しさではありません。**「美味しい」と錯覚させられているだけ**です。

自然の食べ物が持っている力によるのではなく、添加物によってつくりだされた味わいは、私たちを〝中毒状態〟にします。とくに、**「後を引く」**ものや、**「やめられない」ものにはリンが入っていると考えて間違いない**でしょう。

「ちょっとだけ」と思って食べ始めたスナック菓子なのに、結局、一袋食べてしまった。甘いものを食べないでいるとイライラしてくる。

清涼飲料水を1日に1リットルも飲んでしまう。

このような消費者行動は、食品メーカーにとってありがたいもの。食品メーカーにとって利益率が高いのは、リピート購入されるもの。消費者に「また、あれが食べたい」と思ってもらえる商品だからです。

大手ファストフードチェーン店は、そのオープンにあたって「いかに子どもたちをつかむか」を考えたと言われています。子どもの頃にその味に慣れさせ、一種の中毒状態をつくってしまえば、一生リピートしてもらえるからです。

今の働き盛りの世代は、そういう戦略のなかで育った第一世代と考えられます。もしかして、すでに取り込まれており、その危険性に気づかず、自分の子どもたちにも同じことをしているかも知れません。

回転寿司店やファミリーレストランなど、「家族連れに優しい、子どもに優しい」をウリにしているところは多いですね。その「優しさ」の1つとして、ソフトドリンク飲み放題、いわゆる「ドリンクバー」があります。

しかし、そこには、リンのような添加物や糖類がたっぷりのドリンクがたくさん並んでいます。子どもに何杯も飲ませていい代物《しろもの》ではありません。

沖縄が長寿日本一から転落した理由

沖縄県はかつて、日本一の長寿県として知られていました。1980年、85年には男女ともに都道府県別の平均寿命でトップになりました。噂《うわさ》は世界に広がり、Okinawanという健康長寿を意味する言葉まで生まれました。

その頃に中高年になっていた世代は、ゴーヤ、島豆腐、もずく、アグー豚といった昔ながらの沖縄の食べ物で育っています。

ところが、沖縄は第二次世界大戦が終わってからも長くアメリカの統治下に置かれ、その間、ハンバーガーやフライドチキン、フライドポテトなどのファストフードや、スパムと呼ばれる加工肉が入ってきました。

こうしたものを食べて大人になった今の中高年世代は肥満が多く、とくに男性は他県と比べて肥満率が突出しています。

肥満が増えるのと同時に、沖縄では糖尿病、心臓疾患が増えて平均寿命も短くなり、今は長寿県の見る影もありません。

このように、**食事の影響は「すぐ」には出ません**。腐ったものを食べて下痢でもしたなら別ですが、徐々に太ったり、血圧が上がったり、免疫力が落ちたりしていくために、「こんなものを食べていたら良くないかも」と、なかなか思い至らないのです。

でも、**だからこそ怖い**。下痢を起こしたなら、適切な治療を施せば体はもとに戻ります。しかし、いったん失われた免疫力はなかなか復活しません。

それになにより、ファストフードや清涼飲料水などの中毒状態になっていれば、それを「食べたい」「飲みたい」という気持ちが優先されます。「やめようと思っているのに飲み食いせずにはいられない」のです。

こういうものを、いかに遠ざけるか、それとも気にせずに食べ続けるのか。

食べ物については、「いいものを摂る」ことも重要ですが、「悪いものをやめる」のも、とても大事。**いくらランチにサラダを食べたからといって、一緒に甘い缶コーヒーや清涼飲料水を飲んだら台無しです。「一利を興すは一害を除くに如かず」**という中国の古典にある言葉の通りです。

自分に合った「いい食べ物」を選んで食べることが面倒に思える人は、まずはこうした「悪い食べ物」をやめることだけでも始めてみてはどうでしょう。遠からず体調の変化を実感できるはずです。

ホルモン不足というストレス社会の産物

気力や体力を失い、病気を呼び込む原因に！

私のクリニックで、もう1つ非常に重要視しているのが、「ＤＨＥＡ」というホルモンに関する数値です。ＤＨＥＡは、正式名称をデヒドロエピアンドロステロンといい、コレステロールを原料に副腎でつくられます。**免疫力を高め、発がん抑制などの働きもあり、**

健康長寿の人はこの数値が高いことがわかっています。

実は、このＤＨＥＡをもとにして、男性ホルモンも女性ホルモンもつくられます。そのため、「マザーホルモン」とも呼ばれ、男性が男性らしく、女性が女性らしく、魅力的に溌剌《はつらつ》と生きていくためにＤＨＥＡは欠かせない物質なのです。

ちなみに、男性ホルモンのテストステロンは、**女性にとっても重要な働き**をしています。男性ホルモンは人が活発に動き回るためのガソリンとも言える物質で、不足すると気力・活力ともに失われてしまいます。

ある70代の女性が、まったく覇気がなくなって家に閉じこもってしまったということで私のクリニックを訪れました。血液検査を行ってみると、ＤＨＥＡや男性ホルモン値が非常に低いということがわかりました。そこで、ＤＨＥＡのサプリメントを摂取してもらうと、**男性ホルモンも増えて元気になった**のです。

男性ホルモンは筋肉をつくる働きがありますので、これが少ない状態で運動をしても、あまり筋肉はつきません。そのため、男性ホルモン値が低い女性は、体を動かす筋力も衰え、行動力を失って余計に閉じこもるという負のスパイラルに陥りやすいのです。

いずれにしても、ホルモンというのは、加齢とともにどうしても減少傾向にあるので、本来であれば年を重ねるごとに減ってくるはずです。

ところが、左ページのグラフ（**図①**）でも明らかなように、40〜50代の男性のほうが、60歳以上の男性よりも男性ホルモンの数値が低いという報告もあります。このグラフの横軸は時間帯を表していますが、総じて男性ホルモンは、朝に高く夕刻に向かって低くなっていきます。

しかし、**40〜50代では午前中からずっと低い**のです。

理由については明確ではありませんが、40〜50代は働き盛りの管理職世代としてストレスが多いということが考えられています。

現代の日本を**「1億総ストレス社会」**などと呼ぶ人もいますが、ストレスを受けると、コレステロールを原料にコルチゾールというストレスホルモンがつくられます。すると、やはりコレステロールを原料としているDHEAのレベルが下がり、同時にテストステロンのレベルも下がってしまうのです。

もちろん、食事も関係していると思われます。

図1 40〜50代のテストステロンが低い

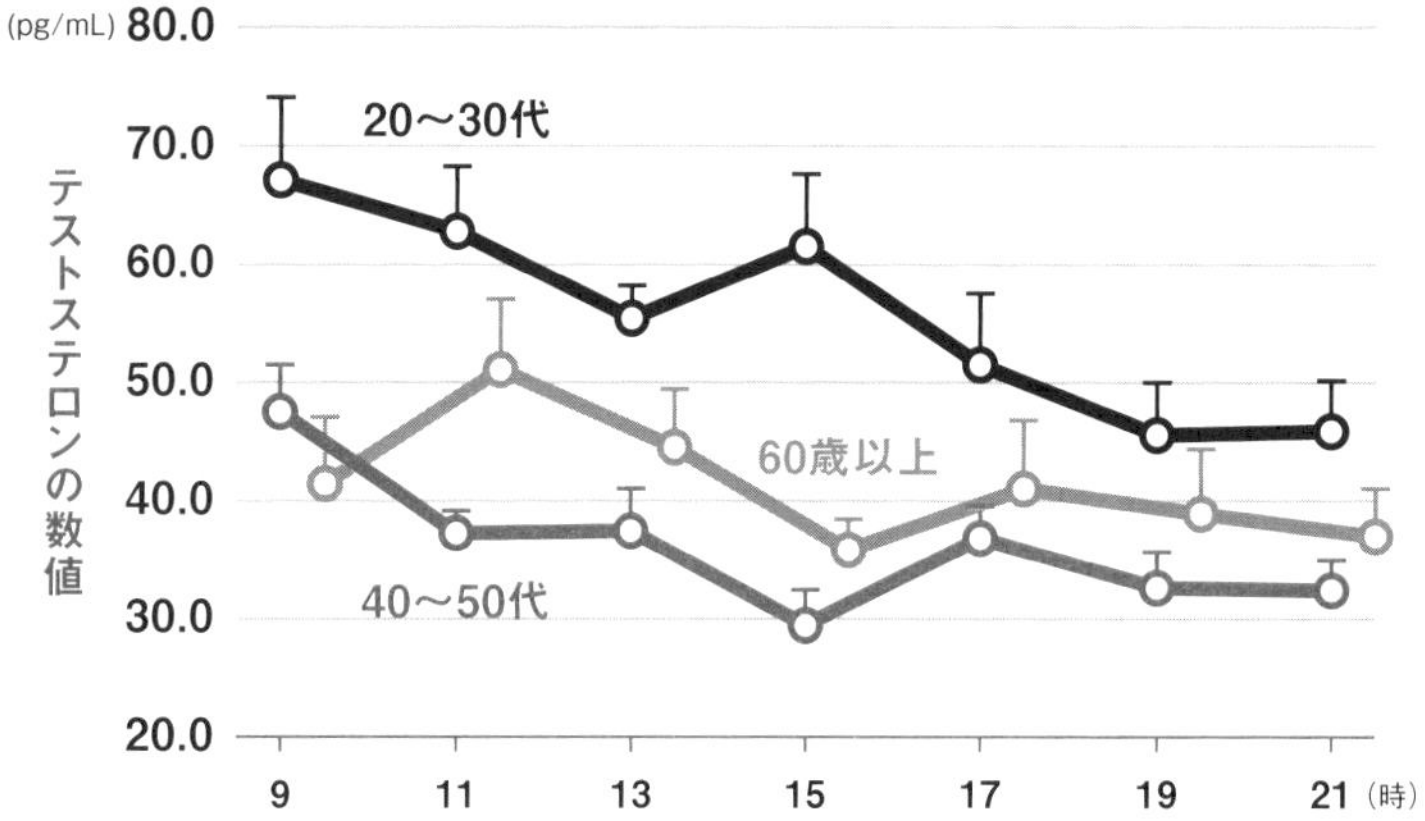

参考：Yasuda et.al. Men's Health Gender 2007

40～50代は、60代以降の人たちほど健康に対して神経質にならず、**忙しさにかまけて偏った食事**をしているはずです。となれば、体がホルモンをつくりだすという機能自体がうまく働かなくなっても当然です。

また、ビタミンDの不足も考えられます。ビタミンDと男性ホルモンはリンクしており、**血中ビタミンD濃度が低い人は男性ホルモン値も低い傾向**にあります。

男性ホルモン値が低い人は、あまり活動的に外に出ず日光を浴びないからビタミンDも少ないのか、ビタミンDが少ないから男性ホルモン値が低く活動的になれないのか、その因果関係は鶏と卵のようなものなのかも知れません。

私のクリニックでは、男性ホルモンの数値が低い患者さんには、食事指導に加え、男女ともにDHEAのサプリメントを飲んでもらっています。ヤムイモという自然薯《じねんじょ》の仲間からつくられた自然のホルモンですから副作用の心配がなく、しかも高い効果が得られています。

スイーツ好きは男性機能の低下にも要注意

同じ量の運動をしても、男性のほうが女性よりムキムキになりやすいのは、男性ホルモンの力によります。

一方で、ムキムキならぬブヨブヨの男性が多いのも事実です。

実は、筋肉と脂肪は、もとの細胞（幹細胞＝ステムセル）は同じです。その細胞が男性ホルモンの刺激を受けることで「これは筋肉に変わらなくてはいけない」と判断し筋肉となりますが、その刺激が来ないと脂肪になって太ってしまうのです。

つまり、**ブヨブヨ男性は、刺激となる男性ホルモンが減少していると**考えられます。

男性ホルモンの減少には、糖分の摂取が関わっていることがわかっています。

マカロン、パンケーキ、タピオカ……最近は男性も抵抗なく甘い物を食べるようになりました。コンビニスイーツの開発者も、男性客のニーズをかなり意識していて、実際に売上を伸ばしているようです。

私自身、和洋問わずスイーツは嫌いではありません、しかし、私は子どもの頃、甘い物を食べると父親から叱られました。父は明治生まれの頑固者でしたが、べつに「男らしさ」について言っていたのではありません。甘い物を食べてブヨブヨになれば男性機能が落ちることを知っていたからです。

スイーツ好きの男性にはショックでしょうが、**「甘い物→メタボ→男性機能低下」**という図式が明確に成り立つのです。清涼飲料水、缶コーヒー、栄養ドリンクなどにもケーキや饅頭《まんじゅう》と同じように砂糖がたっぷり入っています。

あるいは、**白いご飯やパン、麺類などを、もりもり食べているとしたらこれもアウト。**ブヨブヨ男性への道まっしぐらです。

こちらも詳しくは第3章で説明します。

若々しい高齢者は「食」に高い関心

健康管理には10年前倒しの気持ちが必要！

私はハーバード大学などで研鑽《けんさん》を積んだ後、日本初の抗加齢医療の専門病院を開設しました。

以後、十数年にわたり、のべ4000人ほどの患者さんに接していますが、見た目に関しても、内面についても、人は加齢とともに老いていくことは否めません。

ですが、そのスピードを速めてしまうか遅らせることができるかは、本人の努力次第でずいぶん変わってきます。

では、**自分の老いを遅らせることができる人**はなにをやっているのでしょうか。逆説的なことを言うようですが、自分の老いとしっかり向き合っています。

目をそらせば、老いはどんどん加速します。

ところが、働き盛りの人たちは、とくに**内部の老いから目をそらしがち**です。

見た目については「いや、俺も腹が出たおっさんだよ」「私もシワだらけのおばさんね」などと笑うことはできるのに、内部について正面から認めることにはとても臆病です。

そのため、健康診断の数日前からお酒の量を減らしてみたりして、嘘《うそ》の自分をつくりだしています。それによって、余計にまずい方向へ進んでしまうにもかかわらず……。

大事なのは、まず**今の自分の立ち位置を知ること**です。

20代はどんな生活をしていても、だいたい元気で朝まで飲めますね。

30代になると変化が起きて、深酒すると残るようになります。

40代になると、そもそも朝までなんて飲めなくなります。明らかに体力も落ち、それにつれて免疫力も乱れてきているはずです。

だから、この頃から自分の体をきちんと見つめ、生活スタイルを見直していかないと、50代以降、大変なことになっていきます。私自身、救急医をやめた40歳前後からガクンと体力が落ちた自覚がありました。

もちろん、50歳を超えても「俺は若い」と言うのは自由です。しかし、体はそうではありません。

加齢とともに徐々にではなく、ドカンとくるのが体力の波。だから「今は大丈夫」と高をくらずに**10年前倒しで健康管理するくらいの気持ちが必要**です。

20代男性の健康状態が最悪だった理由

同じ50代の男性が3人いたとして、みんなが同じ健康状態ということはありません。たとえ、会社の健康診断の結果は似たり寄ったりであっても、詳しく調べると人によって大きな違いが見えてきます。

ましてや、10年後、20年後には、相当の差が出ているはずです。

みなさんは、「免疫力を上げ、パンデミックにも負けず、健康で長生きできる体を手に入れたい」という共通の目的を持っています。つまり、登山で言えば登りたい山は同じだということです。ですから、地図も同じものを手にします。

同じ地図を見ながら同じ山頂を目指しているのに、そこへの到達スピードが違ったり、あるいは到達できなかったりするのは、スタート位置が違うからです。

もっとも、別々の人間ですから、スタート位置が違うのは当たり前です。大事なことは、自分が今どこに立っているかをしっかりつかむこと。あなたは、**自分が「健康地図」のどこに位置しているか**本当に理解しているでしょうか。

先日、ある企業の経営者から、社員数名の検査の依頼がありました。

受診者のなかに20代の男性がおり、私は「彼はまだ、必要ないんじゃないかな」と思っていました。ところが、骨密度の検査で、その男性の数値がいちばん悪かったのです。

普通、**20代だと骨密度は100%以上を示すのですが、彼は70%しかありませんでした。**この数値は、「骨粗鬆症《こつそしょう》の疑い」という状態を意味しています。

気をつけて見ていると、たしかに調子が悪そうです。私が検査結果を伝えていてもぼーっとして反応が鈍く、疲れた感じを受けました。

詳しく話を聞くと、**その食生活はメチャクチャ**でした。

一人暮らしのため、食べ物はほとんどコンビニで調達し、お菓子とご飯の区別がつかない状態。会社にはカップ麺が置いてあり、空腹を感じたらそれを食べ、家ではコーラとスナック菓子を食べて夕食代わりにしているということです。

彼は、私が説明するまで、食事については、まったく深刻には考えていないようでした。**自分の体の中で起きている変化が、よくわかっていない**のです。

あなたも、今のところとくに大きな不調は感じていないかも知れません。だから、自分の体はこのままシワが増えたり筋力が落ちたりと、緩やかに老いていくのだろうと考えているのかも知れません。

しかし、それは、健康な体を維持できればの話。誰もがそのように平和に老いていけるとは限りません。

医者がすぐに薬を出す現代的事情

働き盛りの人は食事の見直しが肝心！

働き盛りの男性には、尿酸値が高めの人が結構います。

尿酸値が高い状態を放置していると、足の親指の付け根などに激痛が起きる痛風発作に襲われるため、みなさんそれなりに気にします。発作が起きないように尿酸値を下げる薬を飲みたがる人も多くいます。

結局のところ、気にしているのは「激痛発作が起きるかどうか」なのです。

しかし、本当に気にすべきはそこではありません。**「なぜ、尿酸値が高くなっているのか」**こそ、考えなくてはならないポイントです。

尿酸値が高くなっているのは、そういう食事をしているからです。

そもそも、尿酸は体が錆《さ》びてゆくのを止めてくれる抗酸化物質で、体の中に一定量、存在することは歓迎すべきことです。

しかし、尿酸が高濃度になると血液中で針のような結晶をつくるために、関節や腎臓など体の組織を壊してしまうという厄介なことが起きてしまいます。

食事や生活習慣を改善せずに尿酸値を下げる薬を飲み続けていれば、抗酸化物質である尿酸だけ失われていくため、**体が受けるダメージはより大きくなる可能性**があります。

がんのような進行性の疾病、心筋梗塞や脳卒中など時間を争う疾病でない限り、病気の治療は本来、ライフスタイルの見直しから始めるべきです。

その最たるものが食事です。

まずは食事内容を変え、それでもだめだったら薬を処方するべきだと多くの医師はわかっているはずです。わかってはいるけれど、現代医療の仕組みからすぐに薬を出してしまうのです。

そういう日本の医療システムの事情に、個人レベルで抗《あらが》えるはずはありません。でも、犠牲にならないで済ませる方法はあります。すなわち、**やたらと薬を欲しがらないで、自分の生活習慣について正しく理解すること**です。

――誰もが「健康地図」の岐路に立たされる

私は救急救命医だった頃に、いろいろな人を見てきました。事故ではなく、病気で担ぎ込まれてくる人のなかには、明らかにライフスタイルに問題があって、その結果として救急車のお世話になるような大病に襲われた人もいました。

たとえば、アルコールの大量摂取を続けて肝硬変になった人が、大量吐血《とけつ》して運ばれてきたこともありました。

肝硬変になると静脈の流れが変わって食道に静脈瘤《りゅう》という瘤《こぶ》ができ、それが破裂してしまうのです。こうなると命の危険性はかなり高くなります。

糖尿病の合併症で足に壊疽《えそ》を起こしている人もいました。足を切断しても、毒素が回って結局、亡くなったケースもあります。

そういう人たちも、かつては健康な体を持っていたのです。

手術で開胸すると、タバコを吸っている患者さんの肺の中は真っ黒です。しかし、**本人にはひどいことになっているという自覚はありません。**

誰もが壮年期にさしかかる頃になると、1つの重要な岐路に立たされます。それは「健康地図」の岐路です。

その後、年老いるまで、健康で快適な人生を過ごし続けられるか、もしくは不健康で病気と付き合いながら生きていかねばならなくなるか。

どちらの方向へ進めるかは、日々の過ごし方、なかでも食事が決めることなのです。

病気の原因の大半は食事や生活習慣

人類が開けてはいけないパンドラの箱は2つあったと、私は感じています。

1つが原子力。残念ながら開けられてしまい、日本は被爆国となりました。

もう1つが遺伝子操作。これもまた、開けられてしまいました。すでに中国で、遺伝子操作をしたデザイナーベビーが誕生しています。

私のクリニックでは、最先端の医学的知見をもとに、抗加齢医療、予防医療を行っています。しかし、およそ私は遺伝子解析には関心がありません。

遺伝子解析については一時期、国内外でいろいろな商売が生まれました。でも、まだまだわからないことが多く、どれもうまくいっていないようです。

いずれ、より明確になると思いますが「だから、なに？」と私は思っています。

アメリカの女優アンジェリーナ・ジョリーが、遺伝性の乳がんになることを恐れて、健康な乳房を切除したことは話題になりました。

しかし、本当に乳がんになるかどうか誰もわかりません。１００％ではなく、かなり曖《あい》昧《まい》なものです。**それよりも、食生活の見直しなどでリスクを減らしていく道を選ぶべきではなかったか**と感じています。

私たちはいずれ死を迎えます。

そのときまで最高の体調で生きていくことこそ重要なのであって、遺伝子解析で病気になる可能性がほんの少し高いとわかった臓器を傷つけるということは、その目的に反しているのではないでしょうか。

遺伝子解析とそれによる手術は、「病気になるのが怖いから死んでしまおう」というブラックジョークに近い発想だと思えるのです。

そもそも、医学データの世界では、**遺伝子そのものが決めるパートは2〜3割にすぎず、エピジェネティックが7〜8割を決める**と考えられています。エピジェネティックとは、遺伝子を取り巻く環境、つまり食事を含めた生活習慣によって決まることです。

人間ドックでは、家族の既往歴について質問されることがありますね。

あれは、やはり家系的に引き継がれる疾患があるからです。たとえば、親が糖尿病であれば、子どもも糖尿病にかかりやすいといったことがあります。

しかし、それもただ遺伝子だけの問題ではなく、**むしろ、家族として同じようなものを食べてきた生活習慣の要素のほうが大きい**と私は考えています。

自分の「傾向」について知るのは大事なことですが、ただ、それだけに頼ってはいけません。「両親が心臓を悪くしたから自分も心臓にだけは気をつけなくては」と思っていて、思ってもみなかった部位のがんにかかるということもあるのです。

今、自分の体がどうなっているかを正しく知り、**どんな栄養素が足りていないのか、どんなものを余計に摂っているのか**を把握することこそ、知的な現代人に求められる健康管理の形です。

――「心」「食」「動」の3本柱で健康管理を

左ページのグラフ（図②）は、日本におけるインフルエンザの死亡者数の推移です。

1950〜60年代は、かなりの死者を出しています。1980年代からずいぶん落ち着いていたのが、またどんどん増えてきているのがわかるでしょう。**ワクチンも、タミフルのような治療薬も使われているのに増えているの**です。

図2 インフルエンザによる死亡者数の推移

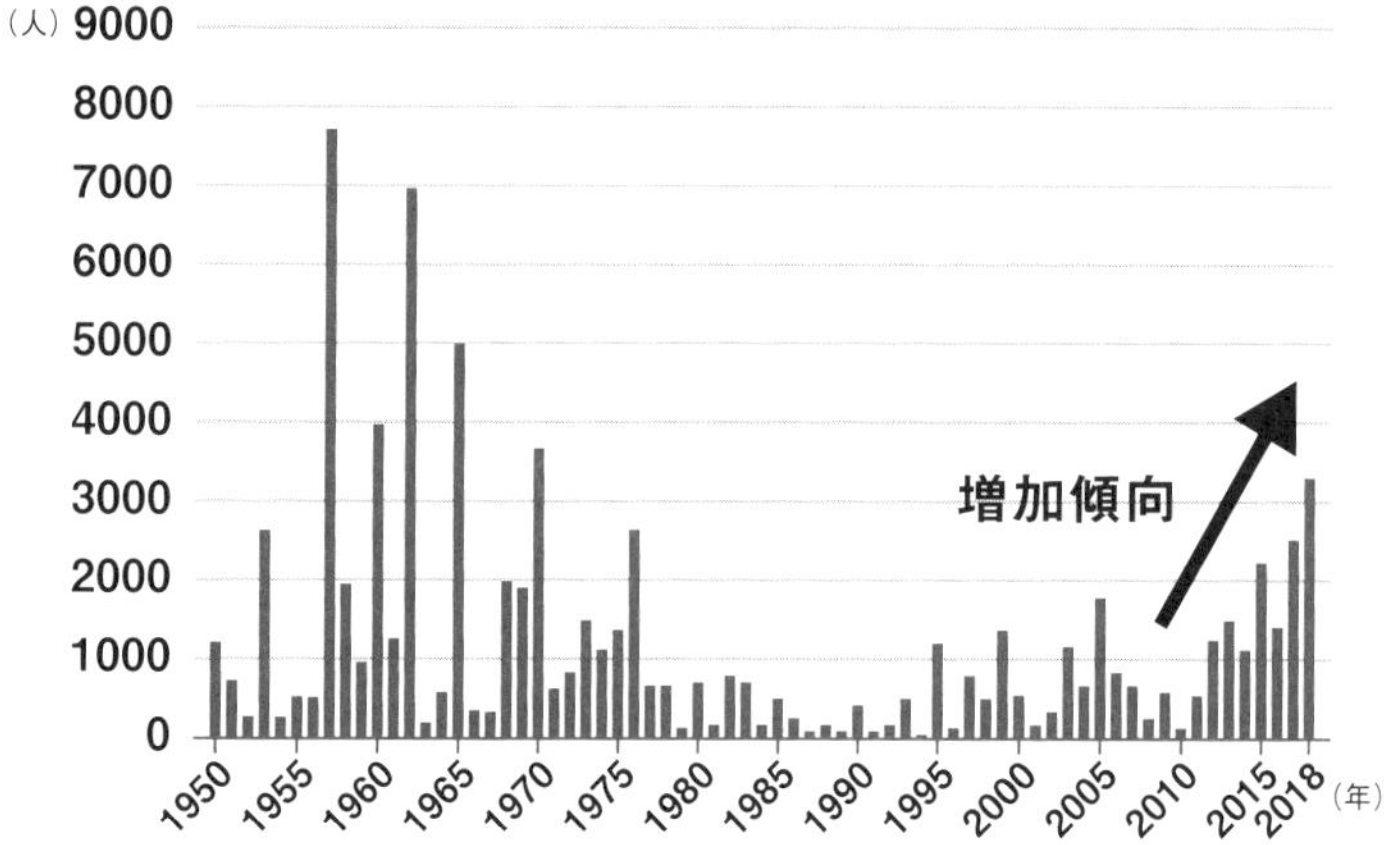

参考：厚生労働省「人口動態統計」

さらに不気味なことに、こうした上昇カーブと重なるように、**がん、糖尿病、不妊症、自閉症なども増えています。**

つまり、新型コロナのようなウイルスだけが私たちの敵なのではなく、今後もありとあらゆる病気が出てきます。たとえ、がんの治療法が確立されたとしても、それに変わるなにかが現れることでしょう。

そういう状況にあって、まさに**「最後は個々人の免疫力にかかっている」**のです。

その免疫力は、**ストレスがかかるといとも簡単に低下**します。ですから、免疫力を最高の状態に保つには、そもそもの日々の暮らし方から考えていく必要があります。

これからの時代の健康管理、免疫力の増強のためには、一人ひとりが自分にあった健康法を試行錯誤しながらでも探し続けることが必要です。積極的な予防医療でもある抗加齢医療では、健康づくりのために欠かせない3本柱を重視します。

それは**「心の持ち方」「食事の内容」「適度な運動」**です。

現代は物に溢れた、まさに唯物的な世の中ですが、いちばん大切なものは目に見えない心の世界であることは、誰でも感じていることです。

しかし、私たちの日常は、目の前の忙しさに振り回されてしまい、まさに読んで字のごとく、心を亡くしているのが現実ではないでしょうか。心の持ち方をおろそかにすれば、おのずから食事も乱れて、結果として体も動かなくなってしまいます。

さらに現代は情報過多社会。SNSなどの普及により、これまでになく自分と他人とを比較しやすくなってしまったことによって「心」の疲弊が生まれやすい環境になっています。

これでは健康管理はできません。**まずは心のバランスを整え、食事を正し、適度な運動を日常生活に取り入れることが健康管理の始まり**です。

実は情報と食の内容は似ているところがあります。どちらも適切に補給しなければ、健全な社会生活を維持することは難しくなります。

一方で、必要なものでも摂りすぎることは、心や体の不調を招くことになります。言うまでもなく、心身に悪影響をもたらすものを摂ることは、心身の健康状態を崩壊させてしまいます。

毎日の食べ物を大切に考えていくことは、みなさんの人生を根本から素晴らしいものにする、とても大切な、知的な行動です。このことをぜひとも理解されて、明日の健康づくりのために、今日の食事を選ぶようにしてください。

第 2 章

現代人に不足する「3つの栄養素」

本章では次の3つの栄養素について詳しく解説します。

1　ビタミンD

体内に取り込まれたビタミンDは、肝臓で代謝されて、「25（OH）D3」という物質になります。本書では、わかりやすいように「血中ビタミンD濃度」と表現しますが、正確にはこの25（OH）D3の値を表しています。もっとも、そんな難しい言葉を覚える必要はありません。どれだけ自分がビタミンDを持っているかについて、**「血中ビタミンD濃度」が大事**なのだと理解してください。

具体的な血中濃度は、**40〜80（ng／mL）を至適値（理想の数値）**と私は考えています。以下、本文では単位（ng／mL）は省略し、数値のみを表記します。

2　マグネシウム

健康な人の体内には30グラムくらいのマグネシウムがあると考えられますが、そのほとんどが骨や筋肉に回っており、血液には1％も存在しません。そのため、そもそも血中濃度による過不足の判断が難しく、健康診断で調べられることは皆無です。しかし、現代人の多くは**マグネシウムが不足している可能性が高く**、食事に気をつけたほうがいいでしょう。血中マグネシウム濃度の基準値は2・0～2・5（mg／dL）で、**理想は2・3（mg／dL）**くらいです。同じく、本文では単位（mg／dL）は省略し、数値のみを表記します。

3　亜鉛

血中亜鉛濃度は、体内にどのくらいの亜鉛があるかを示す数値です。その至適値は、80～135（μg／dL）。亜鉛は銅とバランスを取り合っており、多過ぎれば銅の吸収が阻害されるので、過剰摂取は避けたいところです。しかし、現代人の食生活では、**不足こそすれ摂り過ぎにはなりません**。なお、血中亜鉛濃度を測定する機会がなくても、**肝機能のALPの数値は参考になります**。実際に細胞のなかで働いた亜鉛がどれくらいあったかを知ることができるのがALPです。このことから、ALPが低いと亜鉛が足りていない可能性があります。同じく本文では単位（μg／dL）は省略し、数値のみを表記します。

1 ビタミンD

新型コロナとの「相関」で
興味深い報告も続々

死亡率の上位国はビタミンDが低い

新型コロナとビタミンDとの関係について、世界中で研究が進められており、非常に興味深い報告が続々となされています。

まず、左ページのグラフ（図③）を見てください。これは、欧州の20カ国について血中ビタミンD濃度の平均値を調べた結果です。ちなみに、日本人の平均値は24・5でハンガリーよりもちょっと上というところです。

一方、**新型コロナによる人口100万人あたりの死亡者数（2020年7月31日時点）は、1位ベルギー、2位イギリス、3位スペイン、4位イタリア**となっています。

図3 欧州20カ国と日本の血中ビタミンD濃度

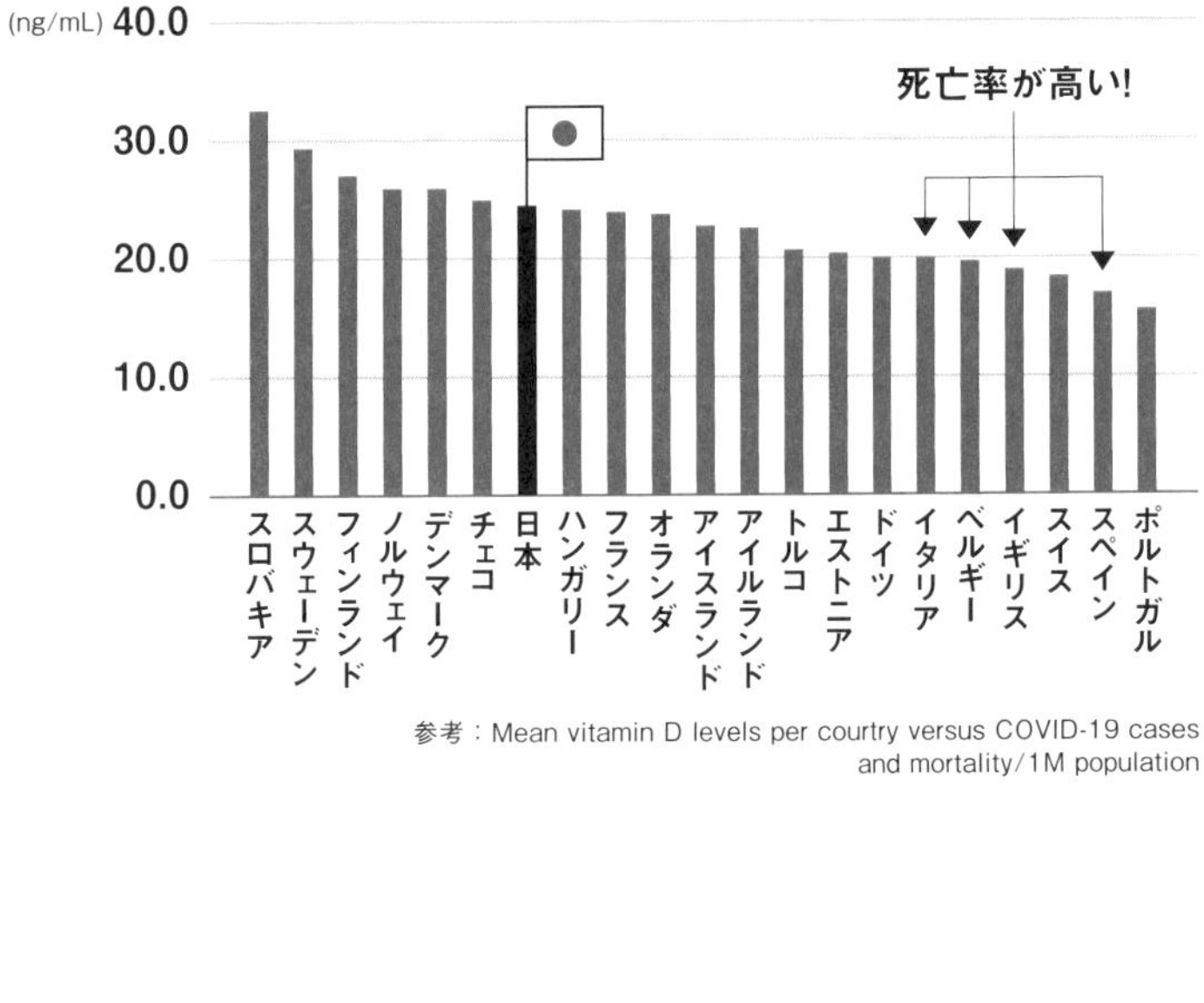

参考：Mean vitamin D levels per courtry versus COVID-19 cases and mortality/1M population

もう一度、グラフ右側に目を向けていただくとよくわかりますが、**この4カ国はいずれも血中ビタミンD濃度が低い**のです。この相関は見逃すことができません。

また、コロナウイルスの第一波が世界的な流行を示し始めた2020年4月、血中ビタミンD濃度と死亡者数や致死率に関する注目すべきデータ（速報版）が、インドネシアで公表されました。左ページのグラフ（**図④**）をご覧ください。

血中ビタミンD濃度が**「十分」**にあたる、30を超えている理想的なケースでは、生存者が372名に対し、死亡者は16名とわずかです。ところが、20～30の**「不十分」**な群だと、生存者は26名しかいないのに、死亡者は187名と激増します。20未満の**「欠乏」**状態では生存者はたったの2名で、死亡者は177名にのぼります。

ここから致死率を計算すると、**30を超えていれば4・1%**に過ぎなかったのが、**不十分で87・8%**、**欠乏だと98・9%**にまで跳ね上がるのです。

逆に言うと、血中ビタミンD濃度を30超の十分な状態に保っていれば、不十分な人たちよりも、**コロナウイルス感染による致死率が83ポイントも下がる**ということです。

これを見ただけで、「なんとか30を超えねば」と思うでしょう。

でも、実際には**多くの日本人が10～20台であることが実状**です。

図4 血中ビタミンD濃度と新型コロナ死亡者数、致死率の関係

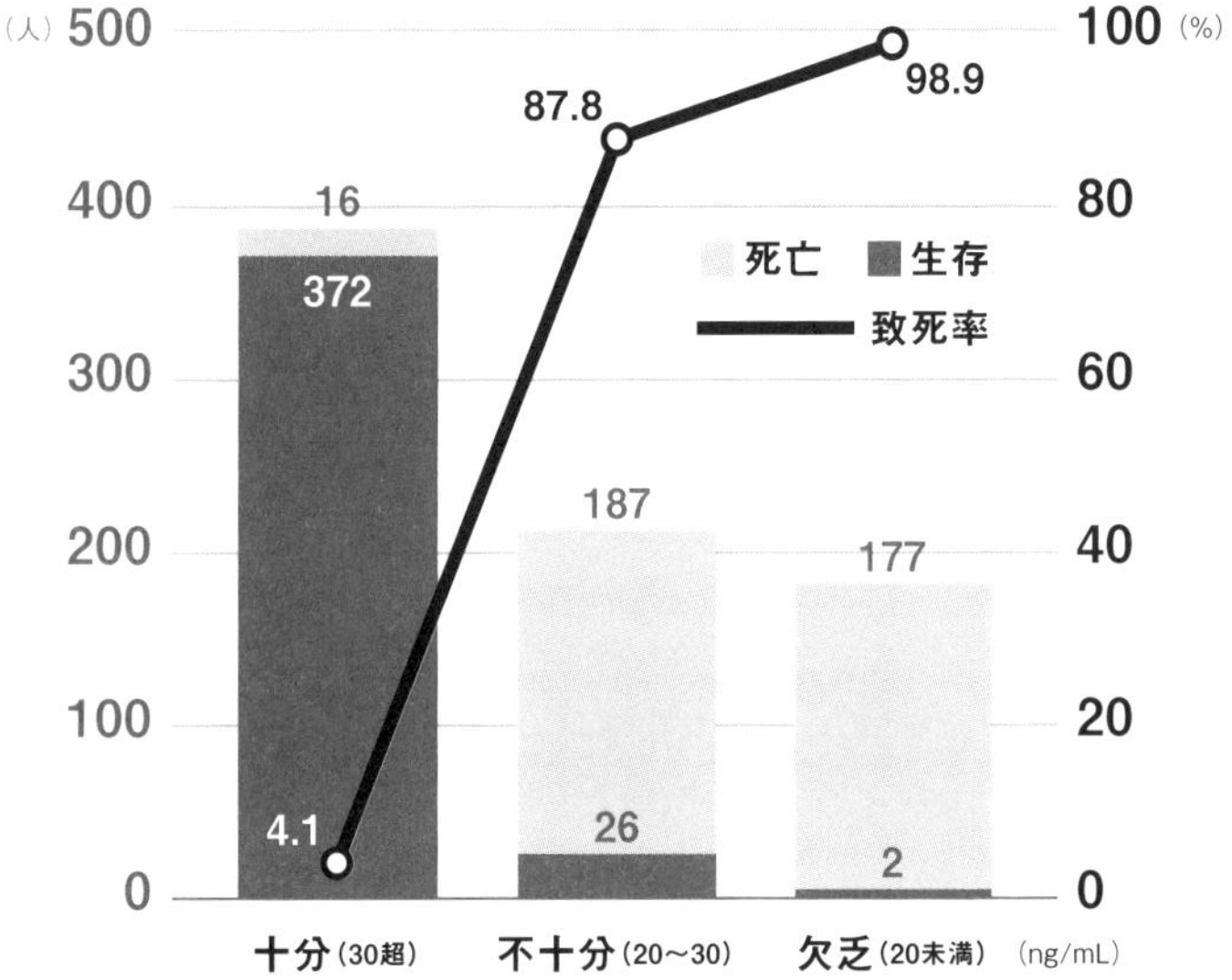

参考：Raharusun P,Priambada S,Budiarti_C,et al.
Patterns of COVID-19 Mortality and Vitamin D: An Indonesian Study. April 26, 2020

新型コロナの人種による致死率の違い

新型コロナの研究はいろいろな角度から進められており、人種別の実態についても調査が行われています。

その結果、白人よりも黒人は致死率が高いことがわかってきました。

米国国立衛生研究所所長のブログによれば、アメリカにおける黒人が占める人口は22％なのに、全感染者の52％、死者の58％が黒人だったそうです。

その理由について、次の2つが挙げられています。

❶ 黒人患者にはもともと心臓病や肥満などの既往疾患が多いこと

❷ 黒人は生活環境が白人よりも劣ることが多く、とくに狭い居住空間に大人数で密集して暮らしていること

たしかに、これらの要素は否めません。

しかし、私はここに、**血中ビタミンD濃度の低さを加えるべきだと考えています。**

アメリカ人の血中ビタミンD濃度を調べた64ページの2つのグラフ（**図⑤⑥**）を見てください。

白人は黒人よりも血中ビタミンD濃度が高く、私たち黄色人種に皮膚の色が近いヒスパニックはその真ん中に位置しています。

そして、**黒人の8割が血中ビタミンD濃度20未満という欠乏状態**にあります。

こうなってしまうのは当然で、皮膚の色が濃くなるほどメラニン色素が多く紫外線をブロックしますから、同じ自然環境下で暮らしていれば黒人のほうがビタミンDをつくりにくくなります。

皮膚の色は、もともと生まれた土地の気候風土に合っていて、太陽光が強い土地の人たちは、紫外線から体を守るために肌が濃くできています。

ところが、そういう人たちが、太陽光が弱い北アメリカ大陸に移住してきたために、必要以上に紫外線をブロックしてしまい、十分なビタミンDをつくれないのです。

図5 血中ビタミンD濃度の人種による違い

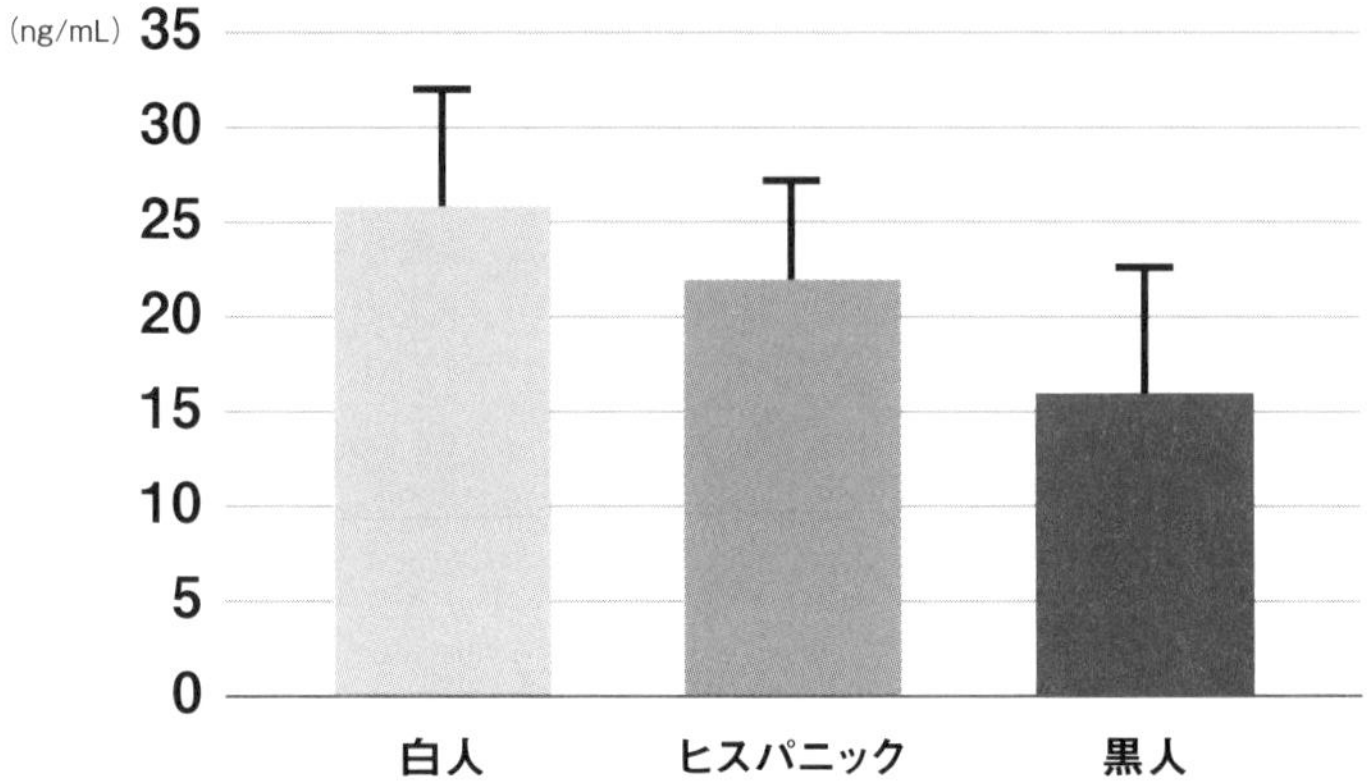

参考：Holick MF, Vitamin D. In Modern Nutrition in Health and Disease. Lippincott Williams & Wilkins.2006.p.376-395.

図6 血中ビタミンD濃度の欠乏者(20未満)の割合

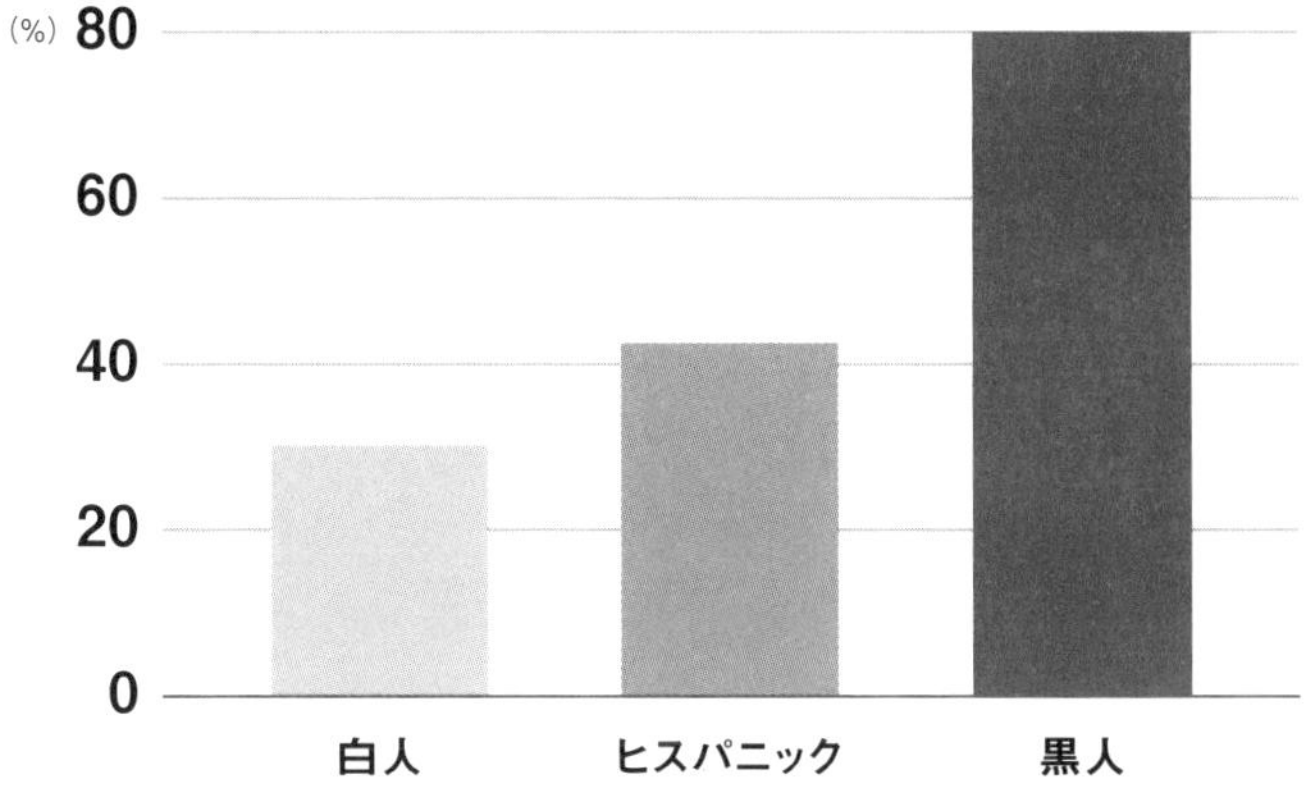

参考：Holick MF, Vitamin D. In Modern Nutrition in Health and Disease. Lippincott Williams & Wilkins.2006.p.376-395.

あらゆる健康被害を防ぐスーパー栄養素

日本では2018年にようやく保険適用

最近になって大きな注目を集めているビタミンDですが、最初にその重要性を訴えたのは、アメリカのマイケル・ホーリック博士です。彼は、皮膚でビタミンDがつくられることを発見し、「ドクター・ビタミンD」と呼ばれるようになりました。

すでに、2007年の時点で、健康維持に必須のビタミンDが、いかに現代人に不足しているかについて、NEJM（The New England Journal of Medicine）に有名な論文を書いていています。NEJMは、世界で最も権威ある医学誌です。

一方、日本では、**2018年ようやくビタミンDの著効（著しく有効であること）が認められ保険適用**されました。

しかしこれはあくまでも骨粗鬆症予防の目的に限られます。

これまで日本の医学界では、ビタミンDはもっぱら骨を丈夫にするために必要な栄養素と考えられてきました。もちろん、それは間違いではありません。

「骨にはカルシウムだ」と思っている人は多いでしょうが、**いくらカルシウムを摂っても、ビタミンDがないと小腸からカルシウムが吸収されないために、強い骨をつくることはできません。**

ビタミンDの役割は骨をつくることに留《とど》まりません。ざっと並べるだけでも、以下のような働きがあることがわかっています。

- カルシウム代謝を正常化し骨を強くする
- 免疫力の増強
- がん、感染症、自己免疫疾患の予防
- 動脈硬化、心臓疾患の予防
- 糖尿病予防
- うつ病、SAD（社交不安障害）など精神疾患の予防
- 脳神経を守り認知症を予防
- 筋力の低下を予防
- 死亡率低下
- アンチエイジング効果

つまりビタミンDは、**免疫力をアップし、あらゆる健康被害から私たちを守ってくれる「スーパー栄養素」**と言えます。

ところが、新型コロナ対策の点からも非常に重要なこのビタミンDは、**現代の日本人に圧倒的に不足**しているのです。

ビタミンDを増やす3つの方法

マイケル・ホーリック博士が、2007年のNEJMの論文で示した血中ビタミンD濃度の適正値は、69ページのようなものでした（**図⑦参照**）。

今、彼は40〜60を理想としていますが、私はこの表にあるように40〜80を至適値と考えています。

ビタミンDはとても重要であるにもかかわらず、なかなか食事から増やせない人も多く、私のクリニックではサプリメントを活用しています。サプリメントを用いると、60を超えることはままありますが、それによって健康被害は出ません。150を超えるようなことがなければ、なんら問題は起きません。

それよりも「不足」による健康被害のほうが深刻な問題と考えます。

先に述べたように、新型コロナでは、血中ビタミンD濃度が「30」を超えるかどうかが、まさに命の分かれ目でした。すなわち、30以下は明らかに「不足」と考えていいのですが、日本人の平均は25くらいしかありません。

私のクリニックを訪れた1700名ほどの患者さんのデータ集計でも、そのことははっきりしています（**左ページ図⑧参照**）。初診時には、約8割近くの人たちは30以下で、ホーリック博士も推奨する40超の人は5％しかいません。

抗加齢医療、予防医療を主体としている私のクリニックを訪れるのは、もともと健康に対する意識が高い人が多いのですが、それでもこの結果です。

私たちの体内でビタミンDをつくりだす方法は、次の3つしかありません。

❶ 食事から摂る（とくに魚を食べる）
❷ 日光を浴びる
❸ サプリメントを飲む

図7 血中ビタミンD濃度の至適値

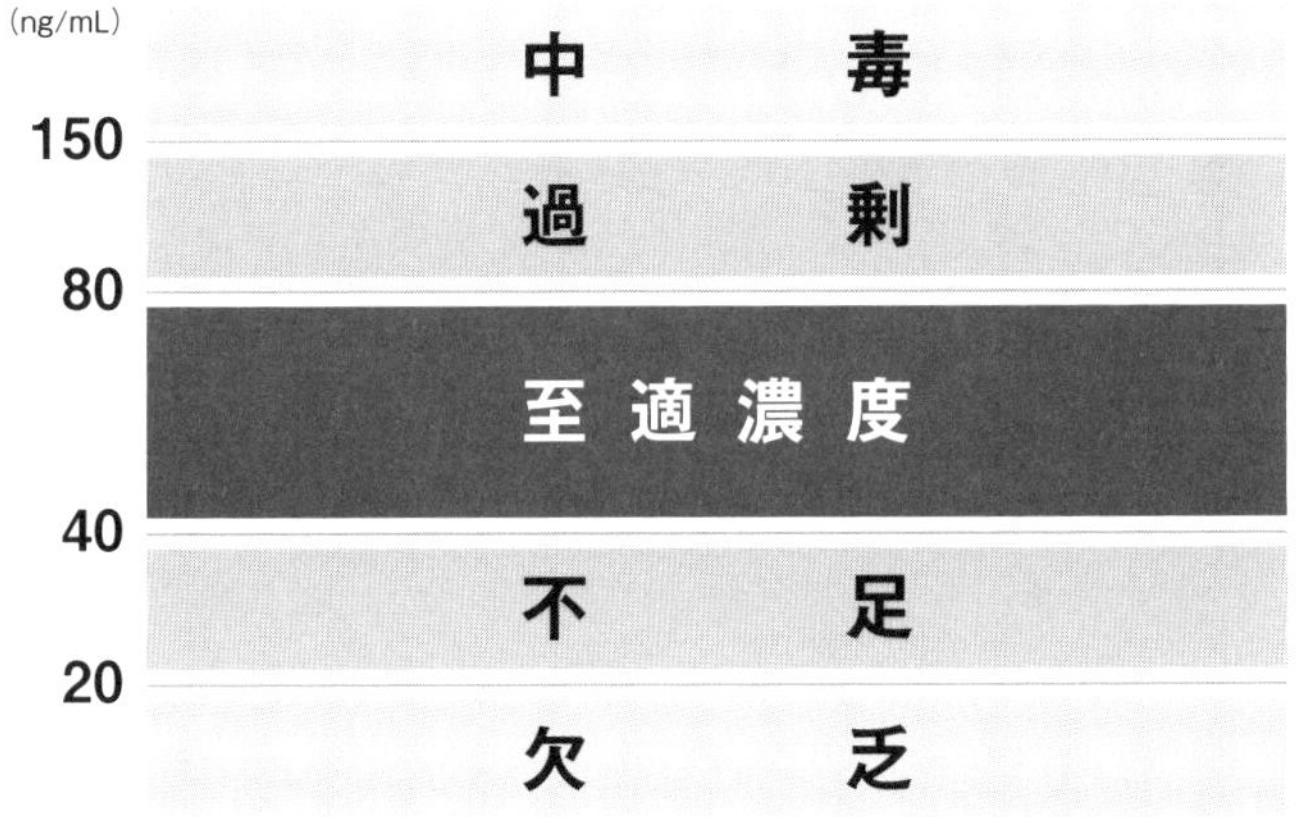

参考：N Engl Med 2007;357:266-281

図8 血中ビタミンD濃度の分布

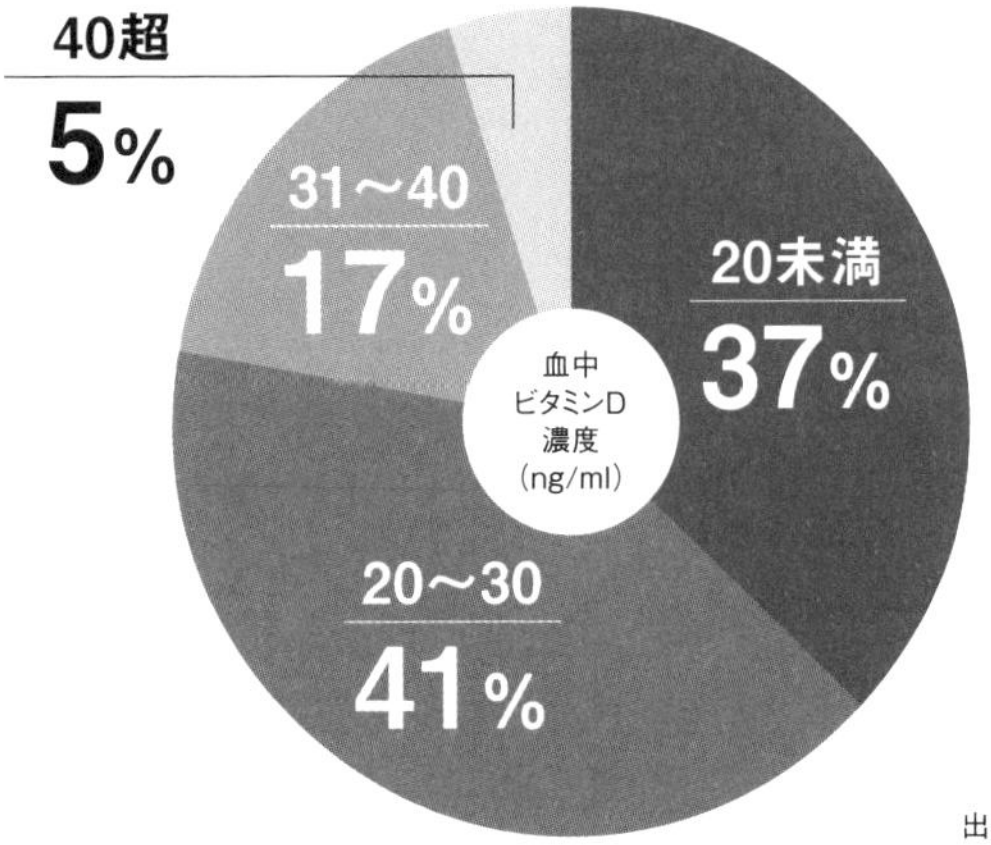

出典：満尾クリニック

皮膚がんや日焼けを避けたいがために日光に当たらず、魚をあまり食べない現代人が普通の生活をしていると、どうしてもこうした数値になりがちなのです。後述しますが、ビタミンDのサプリメントは安価ですから、積極的に使って欲しいところです。

――がん再発率を下げるという研究報告も

私がビタミンDのサプリメントを推奨すると、とくに男性からこんな意見が出ます。

「俺はとくに悪いところもないから今は必要ない。具合が悪くなったら飲むよ」

しかし、それでは遅いのです。

たとえば、東京慈恵会医科大学の浦島充佳教授が発表した、ビタミンD摂取と消化器がんの再発に関する論文があります。

浦島教授らの研究グループは、消化器がんの手術を終えた患者さん417名を対象に、毎日2000IU（＝50μg）のビタミンDを服用するグループとしないグループに分けて、約3年半にわたり観察しました。その結果、**ビタミンDを服用したグループのがん再発率は23％だったのに対し、服用しないグループは31％だった**そうです。

さらに、研究開始前の血中ビタミンD濃度が20～40の範囲内であった患者さんに限って調べてみると、**ビタミンDを服用したグループの再発率は15％しかなく、服用しないグループの29％に比べて14ポイントも低かった**のです。

一方で、研究開始前に20に満たないようなビタミンD欠乏症状態にあった患者さんでは、術後にビタミンDを服用してもしなくても再発率に差は見られませんでした。

これがなにを意味しているのか。

つまり、土台としての血中ビタミンD濃度を普段からしっかりつくりあげておかないと、**病気になってから、慌てて摂ってもに間に合わない**ということなのです。

次のパンデミック、あるいはあなたを襲うかも知れない病に備え、普段からビタミンDを補充しておきましょう。

ビタミンD不足の子どもに多い難病

72ページのグラフ（**図⑨**）が示しているのは、韓国の若い世代の血中ビタミンD濃度についての調査結果です。

図9 韓国20代のビタミンD欠乏者（20未満）の割合

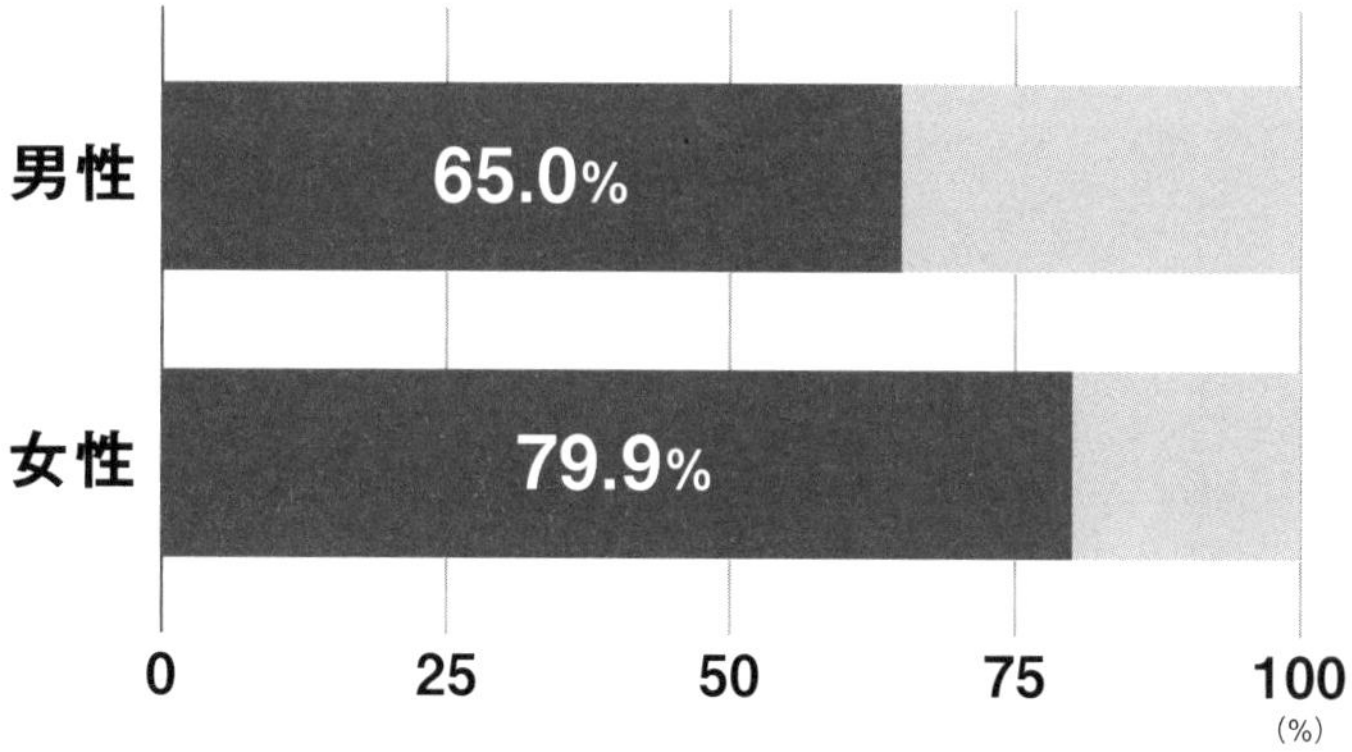

参考：J.Clin.Endocrinol.Metab.96,643-651(2011).

これを見ると、20代男性の65％が、女性に至っては8割が血中ビタミンD濃度20未満という数値です。

日韓共通して若い女性は、お肌のために日光を避け、また魚もあまり食べないのでしょう。当然と言えば当然の結果なのかも知れません。

しかしながら、「当然だね」で済ませている場合ではないのです。**血中ビタミンD濃度が低いお母さんから生まれてくる赤ちゃんは、やはりビタミンDが欠乏する**からです。

また、血中ビタミンD濃度が低いお母さんの母乳栄養で育てると、子どものビタミンD欠乏度合いがひどくなります。その結果、子どもが「くる病（小児骨軟化症）」にかかりやすくなります。

くる病について、私は過去の遺物だと思っていました。ところが、赤坂ファミリークリニックの伊藤明子院長によれば、**10年間で患者数が2・5倍にも増えている**ことがわかっています（**75ページ図⑩参照**）。

大阪市立総合医療センターの依藤亨・小児医療センター長は、2008年に「頭蓋《ずがい》ろう」の赤ちゃんが増えていることを指摘しています。

頭蓋ろうは、くる病の初発症状で、赤ちゃんの頭頂部や後頭部が固まらずにペコペコした感じになります。小児科の臨床現場で、こうした所見の増加が深刻な問題となっているのです。

実際に、日本外来小児科学会の発表によれば、**母乳栄養を中心に育った乳児（0〜6カ月）の75％がビタミンD不足で、50％が欠乏状態**だったと報告されています。

昔と比べて、今は高齢出産が増え、新生児の健康リスクが懸念されています。それに加えて、**お母さんは日に当たらないからビタミンDがつくれず、魚を食べないから食事からのビタミンDも摂れない。**こういう状況では、赤ちゃんの骨に問題が起きてもちっとも不思議ではありません。

もちろん、母乳には免疫に関わるタンパク質など重要な成分が含まれています。でも、現代女性の母乳には、圧倒的にビタミンDが足りません。

残念なことですが、母乳信仰は捨てて、栄養素を調整したミルクを与えることも選択肢の1つです。

図10 小児骨軟化症患者数の推移

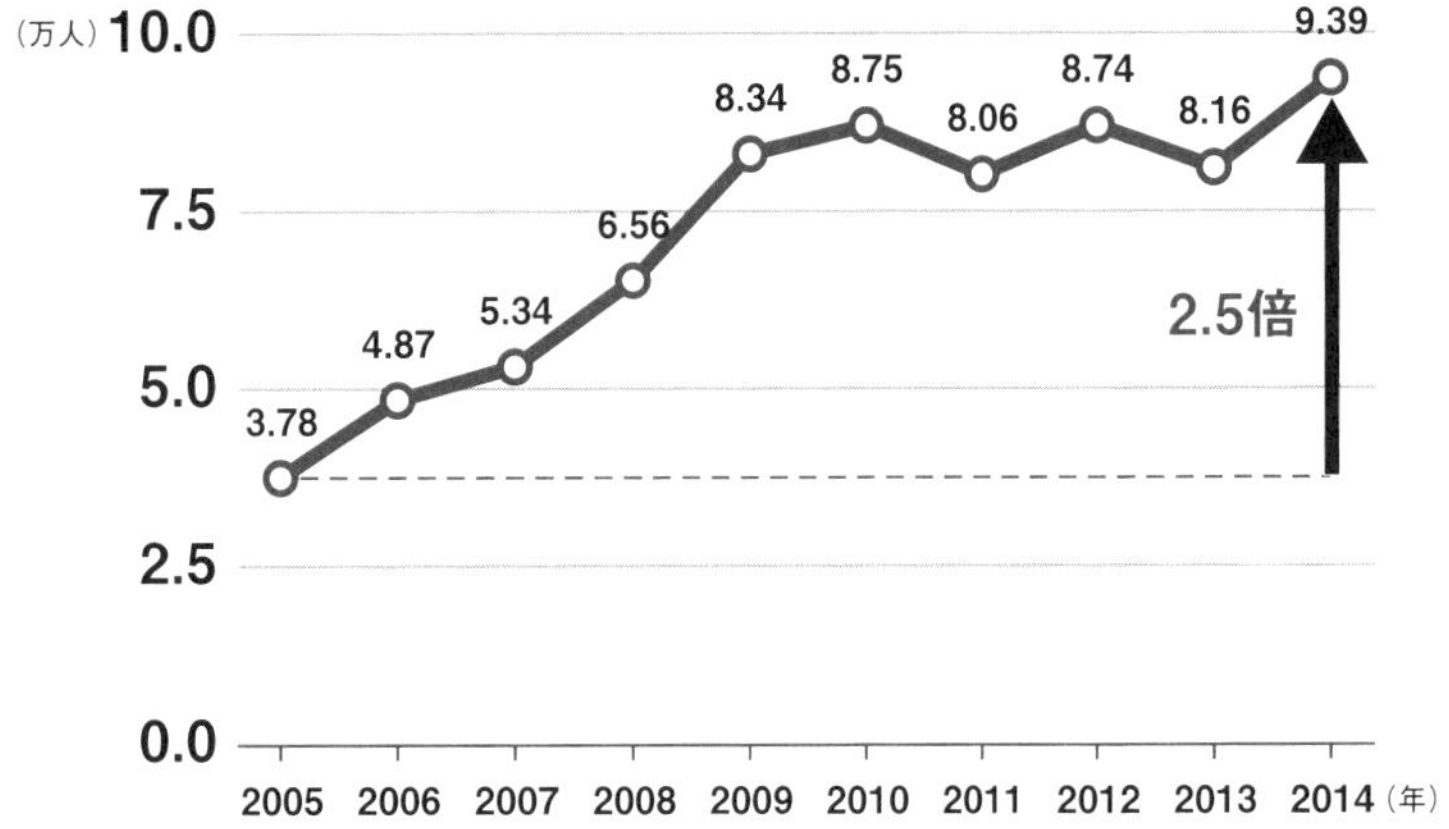

参考：Itoh,M.etal.Vitamin D-Deficient Rickets in Japan.Glob Pediatric Health 4,1-5,(2017).

ビタミンDを多く含むオススメ食品

とにかく魚を食べる生活を心がける！

ビタミンDが豊富な食品としては、まず魚が挙げられます。**サーモン**、**メカジキ**、**サーディンなどにとくに多い**ようですが、あまり細かく考えずに魚を食べてください。

魚は、マグロのような大きな回遊魚よりも、小さい魚のほうが水銀が蓄積しておらず安心です（詳しくは第3章参照）。

さらに、ＤＨＡ／ＥＰＡという良質の油を摂ることも考えると、**青い魚がおすすめです**。具体的には、**イワシ**、**サンマ**、**サバ**などがいいでしょう。**ヒラメ**、**タイ**、**ウナギ**にも多く含まれ、**とにかく魚を食べる生活でビタミンDが増える**と考えてください。

そのほか、魚以外では、**卵や牡蠣《かき》**、**タコ**にも比較的多く含まれています。

ちなみに、きくらげやしいたけに多く含まれるのは「ビタミンD２」です。**体が必要としているのは「ビタミンD３」**ですので、キノコ類ではビタミンD３を十分に補うことができません。

ただし、キノコ類が健康にいい食材であることはたしかです。

腸内細菌を整えてくれる食物繊維もたっぷりで、かつカロリーはほぼゼロ。肥満を避けたい働き盛りの世代にもっと摂って欲しい食品です。

結核の療養に「日光浴」がある理由

戸外の歩行運動で「５歳長寿」のデータも！

かつては、命を落とす恐ろしい病気の代表格は結核でした。治療薬ストレプトマイシンが誕生するまで、結核患者ができることは、療養くらいしかありませんでした。

療養の大事な要素に日光浴がありました。

サナトリウムという人里離れた隔離病棟に入院し、そこで日光浴をしながら結核が自然治癒していくのを待つのです。

当時は、日光浴をすることで実際に治癒する患者さんが増えたから、それが推奨されたわけですが、今はそのメカニズムもわかってきています。

日光を浴びることでビタミンDが増え、マクロファージという免疫細胞を活性化して結核菌を退治することができていたのです。

免疫細胞の活性化は、がんをはじめとするあらゆる病気、新型コロナのような感染症に対抗するためにも必須であり、**日光浴でビタミンDを増やすことは、もちろん有効**です。

私たち医療従事者の間では、マサイ族の血中ビタミンD濃度が理想的な数値であることが知られています。

彼らは野外で過ごす時間が長いからだと思います。

スウェーデンの学者が、約30万人規模の調査を行ったところ、**ゴルフをやらない人に比べ、定期的にゴルフを楽しむ人は平均して5歳寿命が長かった**という報告をしています。

なぜゴルファーが長生きできるのか？

その要因として、戸外で日光を浴びてビタミンDを増やしながら、歩行運動をしていることが挙げられています。

1日15分から始める「正しい日光浴」

ただし、あまり浴び過ぎれば今度は皮膚がんの心配も出てきます。昔と違ってオゾン層が破壊された今は、日焼けの害も大きく、強い日差しを長時間にわたって浴びれば皮膚がんの恐れも増します。

こういう時代にあって、どの程度の日光浴が適切なのでしょうか。

春から秋の晴れている日なら半袖で15〜30分、曇りの日は倍の30〜60分。それくらいの日光浴を週に3回行うのが適切とされています。

日差しの弱い冬場は、もっと長い時間を必要とします。

春や秋の季候の良いときには、日光浴も楽しくできますが、寒い冬や梅雨時に日光浴をすることはまず不可能です。

とくに、**1〜3月にかけてのインフルエンザのピークは、日差しも弱いため、血中ビタミンD濃度が一年間でもっとも低下する**時期と一致していることが指摘されています。

もっとも、ただ健康のためにというだけでは続きません。楽しみも加えましょう。

私たち抗加齢医療に携わる専門医の間では、**ハイキングやゴルフなどを楽しみながら自然に日光を浴びることが推奨されています。**

ゴルフは、1ラウンドで4～5時間、戸外で日差しを浴びています。ハイキングもだいたい同じようなものでしょう。

もちろん、**趣味で畑いじりを始める**のもいいでしょう。

そういう「楽しんでいるうちに日光浴もできちゃった」という時間を、週に1回くらい持ってはいかがでしょうか。

――サプリメントなら「1日20円程度」

高齢者は若い人に比べて、そもそも皮膚でビタミンDをつくる力が弱いこともわかっています。年齢を重ねたら、日光を積極的に浴びるだけでなく、食事やサプリメントでビタミンDを増やす努力が必要です。

ビタミンDのサプリメントは、ウールオイルと呼ばれる羊毛の根元に付着している油分から採取した「ラノリン」という成分をもとにつくられます。希少なものではないので比較的安価に手に入ります。1日2000IU摂取する場合、20円かかりません。ざっくり言うと、**1カ月分で500円程度**です。

82ページにあるのは、私のクリニックの患者さんに1日1000IUのサプリメントを摂取してもらい、約3カ月後の結果を男女別にまとめたものです。

それぞれ改善傾向は見られますが、とくに男性の場合、合格ラインの血中濃度30以上になかなか届きません**（図⑪参照）**。

そこで1日2000IUくらい摂ることで、血中ビタミン濃度をなんとか30くらいに持っていくことができるはずです。1錠5000IUのサプリメントなら、2日に1回の摂取が目安です。

なお、ビタミンDは肝臓で合成されるために、**肝機能が落ちていると血中濃度は上がりにくくなります**。

また、脂溶性ビタミンであることから、**肥満者では、血中のビタミンDが脂肪に溶けてしまい、血中濃度が上がりにくい**ことも注意点です。医師の指導を受けながら、適切に摂取していくことをおすすめします。

図11 サプリメント摂取による血中ビタミンD濃度の変化

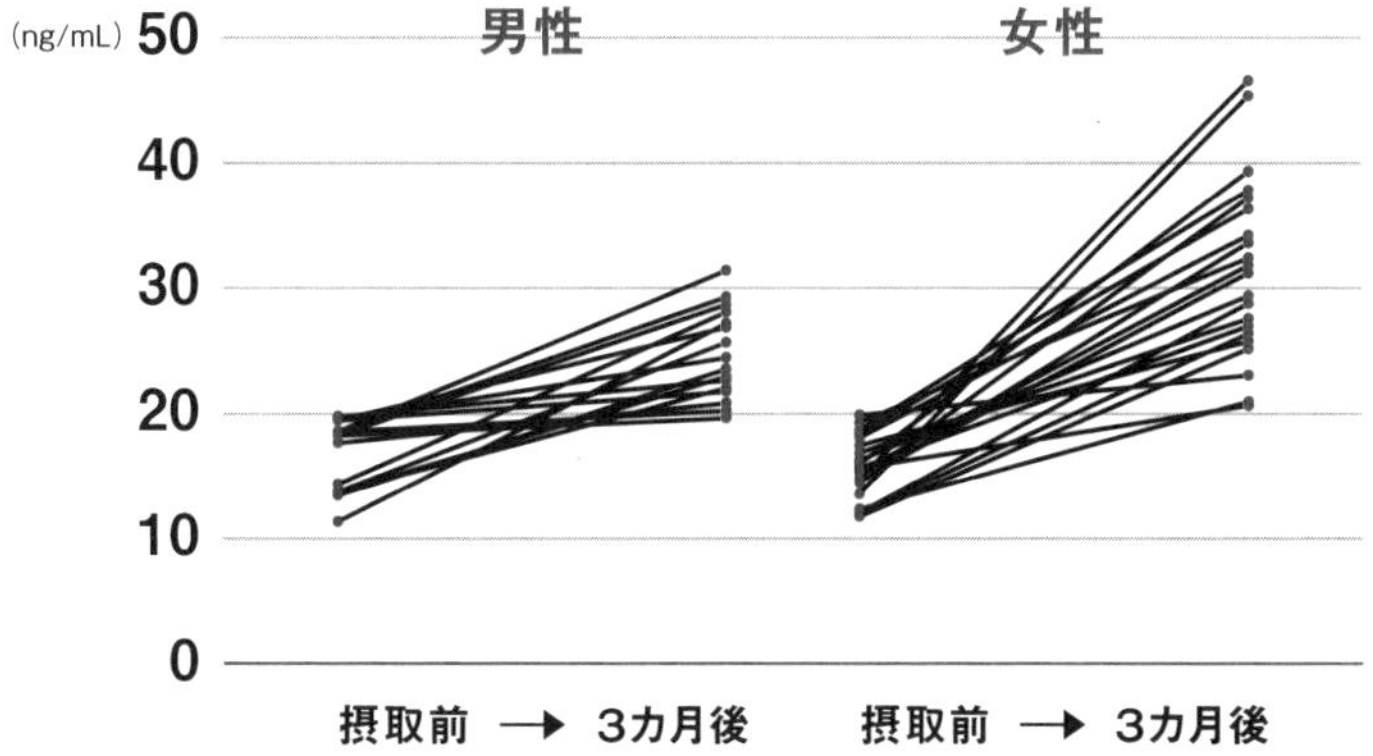

出典：満尾クリニック

2

マグネシウム

健康食品メーカーも
見落とす重要なミネラル

——カルシウムのブラザー・ミネラル

85ページにあるのは、高校の化学の教科書によく載っていた**「元素の周期表」（図⑫）**です。まさか、今更こんなものを見直すとは思ってもいなかったでしょう。

横の列を「周期」、縦の列を「族」と言い、似通った性質を持つ元素が縦の族に並んでいます。

一番左の1族には「Na（ナトリウム）」と「K（カリウム）」があります。

健康リテラシーが高い人なら、この2つの元素が深く関与し合っていることはよくご存じかと思います。

カリウムは細胞内に、ナトリウムは細胞外液に多くが存在し、お互いにバランスを取り合いながら、細胞の浸透圧を維持したり、水分を保持したりしています。

だから、一方が他方に比べて多くなったり少なくなったりしないほうがいいのです。

ただ、**日本人は塩分の強い食事を好むので、どうしてもナトリウムが多くなりがち**です。すると、バランスが崩れカリウムが細胞外に出てしまい、細胞は正しい働きをしなくなります。

たとえば、血圧が上がるのもその1つです。血圧が高い人は、塩分を減らすだけでなく、カリウムの多い野菜や果物の摂取をすすめられますが、それによってバランスが整い、細胞の働きが正常化して、不要なナトリウムの排出も可能になるからです。

では、次に視線を右に移して2族を見てください。「Mg（マグネシウム）」と「Ca（カルシウム）」が目にとまるでしょう。こちらは、マグネシウムが細胞内に、カルシウムが細胞外液に多く含まれ、やはりバランスを取り合っています。こうした関係を**「ブラザー・ミネラル」**と言います。

ところが、**現代の日本人は、マグネシウムが足りておらず、バランスがひどく崩れているのです**（表中のZn、Cu、Cd、Hgについては107ページで解説）。

図12 元素周期表

1	2	3	4	5	6	7	8	9	10	11	12	13	14	15	16	17	18
H																	He
Li	Be											B	C	N	O	F	Ne
Na	Mg											Al	Si	P	S	Cl	Ar
K	Ca	Sc	Ti	V	Cr	Mn	Fe	Co	Ni	Cu	Zn	Ga	Ge	As	Se	Br	Kr
Rb	Sr	Y	Zr	Nb	Mo	Tc	Ru	Rh	Pd	Ag	Cd	In	Sn	Sb	Te	I	Xe
Cs	Ba	*1	Hf	Ta	W	Re	Os	Ir	Pt	Au	Hg	Tl	Pb	Bi	Po	At	Rn
Fr	Ra	*2	Rf	Db	Sg	Bh	Hs	Mt	Ds	Rg	Cn	Nh	Fl	Mc	Lv	Ts	Og

*1	La	Ce	Pr	Nd	Pm	Sm	Eu	Gd	Tb	Dy	Ho	Er	Tm	Yb	Lu
*2	Ac	Th	Pa	U	Np	Pu	Am	Cm	Bk	Cf	Es	Fm	Md	No	Lr

そもそも諸外国では、**カルシウム過多が動脈硬化を進めるということが指摘されており、**カルシウムの摂り過ぎに注意するようにという警告もなされています。

それなのに、日本では相変わらず「カルシウムは体に良い」「現代の暮らしはカルシウムが足りない」というアナウンスが多く、余計に**マグネシウムとのバランスを崩す結果となっています。**

実際に、日本のドラッグストアで市販されているサプリメントを見ると、多くが「カルシウム2：マグネシウム1」の割合で配合されています。

そうではなくて、もっとマグネシウムを摂って欲しいのです。

ポパイがほうれん草で強くなる理由

アメリカの人気マンガ『ポパイ』をご存じの方も多いと思います。ポパイは、缶詰のほうれん草を食べると、とたんに強くなりました。

子どもの頃、テレビに出てきたポパイがほうれん草の缶詰を食べると元気100倍、恋人のオリーブを助けにゆく光景は懐かしく思い出すことができます。「なんでポパイは元気になるの？」と母親に尋ねたことも覚えています。

うろ覚えですが、そのときの回答は鉄分の補給ができるからだというものでした。確かにほうれん草には鉄分も含まれますが、**ポパイの元気の素《もと》はむしろマグネシウムにあったのではないか**と思います。**ほうれん草のような緑色の濃い野菜には、マグネシウムが豊富に含まれている**からです。

マグネシウムは、細胞のエネルギーである「ＡＴＰ（アデノシン３リン酸）」を産生するために必須の栄養素です。だから、マグネシウムが少ないと十分なＡＴＰがつくりだせず、元気が出なくて当然なのです。


『ゲームチェンジャー・トップアスリートの栄養学』というドキュメンタリー映画があります。アスリートや学生などを対象に、肉食と菜食がそれぞれ体にどのような影響を与えるかを調べ一般の方にもわかりやすいように、有名な俳優を起用して解説しています。

すると、**運動時の持久力から男性器の勃起力まで、菜食のほうが肉食より高くなることがわかりました。**「肉こそがパワーと男らしさの源だ」と信じ、ステーキやフライドチキン、ハンバーグを食べている人は、すぐにバテて精力も弱くなっていたのです。

アメリカでは、まだ肉食信者が多数を占める一方で、**菜食の価値に気づいている意識の高い人も増え、食事についての知識が二極化**しています。

もう四半世紀も前のことになりますが、ハーバード大学に留学していた頃、恩師のウィルモア教授は菜食主義者であり、**おやつ代わりにニンジンをかじられていた**ことを覚えています。

ところが、皮肉なことに、日本人は和食の素晴らしさを軽視しているのでしょうか、若い人中心に肉食をすれば元気を維持できるという思い込みが広がってしまっています。

こんな状況では、マグネシウムの重要性など気づけもしないでしょう。

これは、健康食品のメーカー側も同様のようです。

たとえば、今はあちこちから売られている青汁ですが、基本的にどれもマグネシウムは含まれているはず。ところが、ほとんどの成分表には、カリウムやカルシウムの記載はあるのに、マグネシウムの文字はなかなか見当たりません。

おそらく、マグネシウムが含まれていないのではなく、**アピールする必要がないと思われているの**でしょう。それほど、マグネシウムは現代の日本人から忘れ去られているミネラルなのです。

精神や肉体へのストレスで尿に排出

現代人がマグネシウム不足になりやすい理由には、大きく2つあります。

1つは、**食品に含まれるマグネシウム量が減っている**こと。加工食品などを多食する反面、ミネラルを豊富に含んだ土壌で育てられた野菜が減っているために、そもそもの摂取量が足りていません（詳しくは148ページで解説）。

もう1つは、過度のストレスに晒《さら》されていることです。**マグネシウムは、ストレスがかかると細胞内にとどまることができず、どんどん体外へ失われます。**

そのストレスには、精神的なものだけでなく肉体的なものも含まれます。

たとえば、極度に寒い状態に置かれていれば、尿に排出されるマグネシウム量が増えることがわかっています。

医薬品の使用によってもマグネシウムは減ってしまいます。

利尿剤を使えば尿に排出されるマグネシウムが多くなるのは理解できると思います。さらには、経口避妊薬（ピル）や副腎皮質ホルモンなども影響します。

私が**とくに懸念しているのが、胃酸分泌を抑えるＰＰＩ（プロトンポンプ阻害薬）**です。ＰＰＩは、胃潰瘍や逆流性食道炎の患者さんによく処方されるので、飲んだことがある人も多いでしょう。しかしＰＰＩは胃酸の分泌を抑制するため、ミネラルの吸収においてはマイナスに働きます。

ちなみに、加齢もストレスの一種ですので、高齢者になるほどマグネシウム不足による症状が出やすくなります。

ただし、若ければ大丈夫というものではありません。チェーン店のハンバーガーやコンビニのお菓子ばかり食べているような、ジャンクフード育ちの若い世代では、マグネシウム不足が深刻な問題です。

つい最近の外来での出来事です。高校生の娘さんが朝起きれず、元気もなく心配という相談を受けました。よくよく話を伺うと典型的な偏食があり、マグネシウムを含む食品が嫌いというケースでした。

仕方がないのでサプリメントによって**マグネシウムを補充してもらったところ、しばらくして元気を取り戻し、朝も起きられるようになった**ということでした。

不足すれば全身のあちこちで異変

足のつりや「こむらがえり」もそのサイン

マグネシウムは**「リラックス・ミネラル（緩めるミネラル）」**とも言われ、全身の筋肉を緩めて柔らかくする働きをしてくれます。

逆に、足りないと体のあちこちで筋肉の「収縮」が起こります。

普段、私たちが「筋肉」と表現しているのは主に骨格筋のことです。しかし、実は、心臓の心筋や内臓器官にある平滑筋も立派な筋肉です。**マグネシウム不足だと、これらすべての筋肉が収縮**してしまいます。

最も収縮を自覚しやすいのは骨格筋でしょう。骨格筋が収縮すると、ひどい肩こりに悩まされますし、筋肉痛やこむらがえりの原因となります。

テニスの試合中に、筋肉の痙攣《けいれん》を起こして棄権に追い込まれる選手がいます。サッカーやラグビーの試合中にも、足がつって交代を余儀なくされるケースがあります。

あれは、短時間にすごい負荷が肉体にかかり、それが大きなストレスとなって筋肉の細胞内にあるマグネシウムが失われるからです。

普段から**マグネシウムが不足しがちな高齢者では、「夜中に足がつる」という悩みを抱えている人も多い**ものです。

働き盛り世代であっても、ゴルフなどで足がつった経験を持つ人は多いのではないでしょうか。

それは、まさにマグネシウム不足が原因です。その場しのぎの薬でごまかしたりせず、普段の食事を見直してください。

――マグネシウム不足でさまざまな病気

マグネシウム不足は心臓の不調の原因となります。

狭心症という心臓に痛みを感じる症状は心筋梗塞の前触れとも言われ注意が必要ですが、

精密検査をしても異常が見られず、原因不明と言われることも時々あります。これは冠状動脈という心臓の筋肉に血液を運ぶ血管が「攣縮《れんしゅく》」といって、血管壁の痙攣のようなものが起きているために生じる症状と考えられています。

この病態はマグネシウム不足による可能性があります。

実際に、血中マグネシウム濃度が低い**「低マグネシウム血症」の患者さんは、心臓疾患にかかりやすいという研究結果**が報告されています。

その研究では、1987～89年と、1990～92年の間に採血された1万5000人弱の男女（平均年齢54歳）を、血中マグネシウム値によって5つのグループに分け、その後について調査しました。

すると、**マグネシウム値が最も低いグループは、最も高いグループの1・28倍の確率で心臓疾患にかかっている**ことがわかったそうです。

血管の筋肉が収縮すれば、ズキンズキンと痛みを感じる偏頭痛にも悩まされます。

そのほか、気管の平滑筋が収縮すれば喘息《ぜんそく》に、腸管の平滑筋が収縮すれば便秘にと、いろいろな不調に襲われます**（図⑬参照）**。

図13 マグネシウム不足による「収縮」がもたらす症状

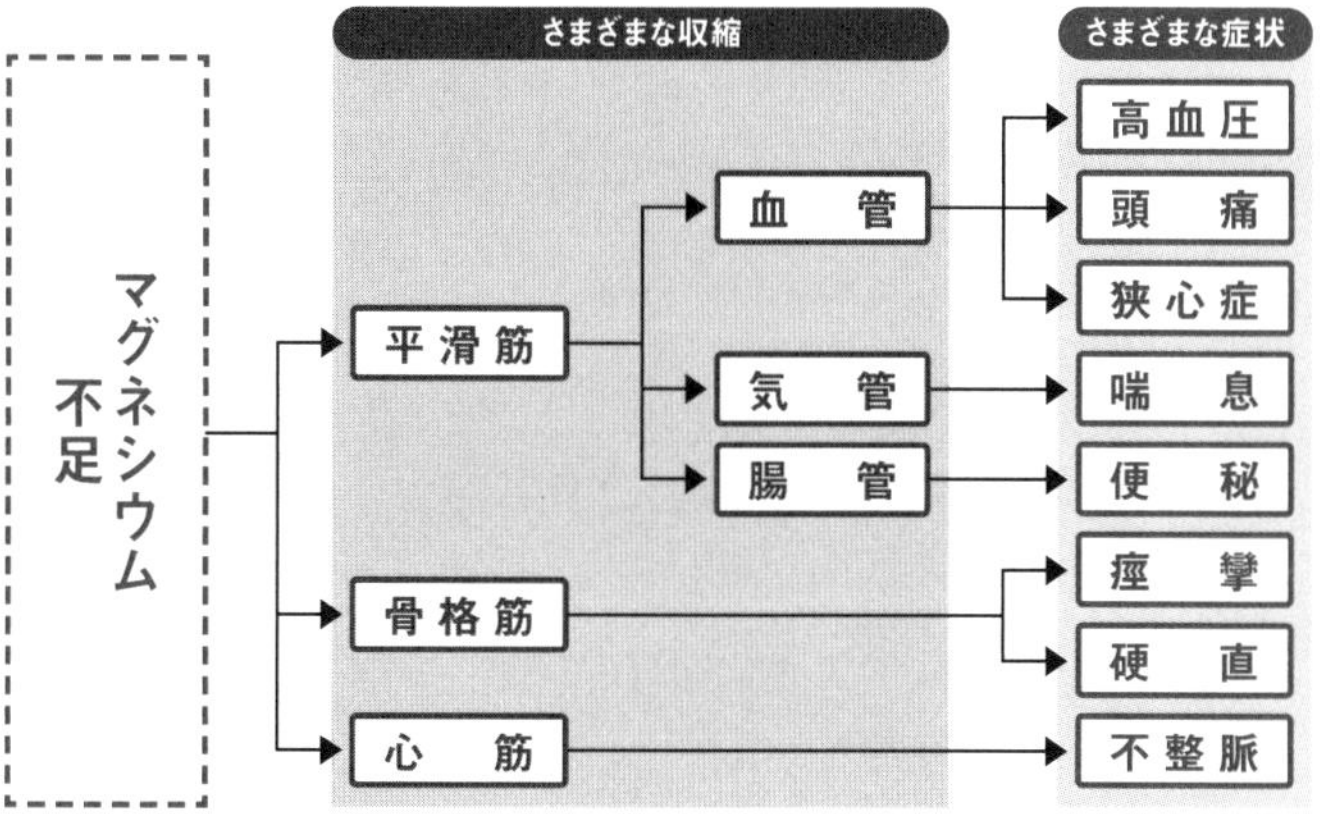

糖尿病を予防する効果にも期待

マグネシウムには、血糖値の上昇を抑える働きもあります。このため、**マグネシウム不足の状態が長く続くと、糖尿病にかかりやすくなります。**

そのメカニズムを簡単に説明しましょう。

マグネシウムには、「インスリン抵抗性」を抑える働きがあります。インスリン抵抗性とは、インスリン感受性の低さを意味しており、インスリンが体内で働くときの効率を表します。

すなわち、インスリン抵抗性が上がるとは、インスリン感受性の低下を意味します。この状態は、一定量のインスリンで血糖値を下げる能力が低下することを示します。

つまり、インスリン抵抗性が高いほど、インスリンが効きにくく、血糖値が上がりやすくなってしまうのです。

97ページのグラフ（図⑭）は、2018年に40名の糖尿病患者を対象に行われた研究結果を示したものです。

その研究では、対象者を２つのグループに分け、一方には２５０ミリグラムのマグネシウムを、もう一方にはプラセボ（偽薬）を毎日、服用してもらい3カ月にわたって経過観察しました。

すると、**マグネシウムを服用したグループは服用前よりも、HbA1cの値が0・36減少し、HOMA-IR（インスリン抵抗性を表す数値）は28%も減少**したのです。HbA1cは過去2〜3カ月の血糖値の推移を示す指標ですので、HbA1cとHOMA指数が下がったということは、糖尿病にかかりにくい体質に変わったと言えます。

糖尿病は合併症が怖い病気で、進行すれば腎機能障害、網膜《もうまく》障害、神経障害が起き、仕事どころではなくなります。

また、糖尿病の患者さんは、血管系疾患はもちろんのこと、認知症やがんにもかかりやすくなることがわかっています。

現代人にとって、血糖値の管理は避けてはならない必須事項です。

マグネシウムが、細胞のエネルギーである「ＡＴＰ」を産生するために必須の栄養素であることは前述しました。だから、マグネシウムが不足すると、疲れやすく活力が湧きません。当然、うつの原因にもなります。

図14 マグネシウムと糖尿病の関係

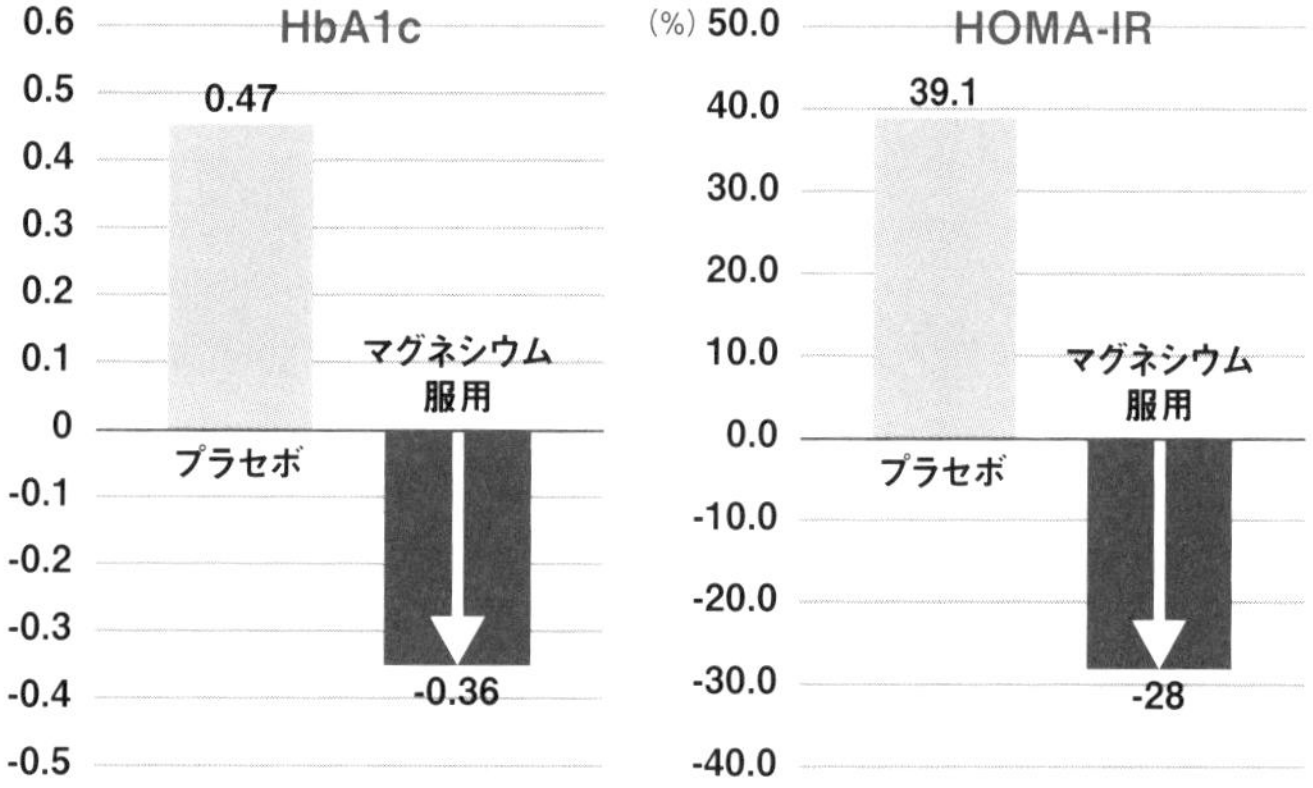

参考：The Effects of Oral Magnesium Supplementation on Glycemic Response amog Type2 Diabetes Patients. Nutrients. 2018 Dec 26;11(1).

不眠症に安易な対応は要注意

マグネシウム不足は、不眠症も呼びます。

不眠に悩んだら睡眠導入剤を飲めばいいと考えている人も多いと思いますが、それは大変に危険です。

日本では、睡眠導入剤や精神安定剤として「ベンゾジアゼピン系」の薬がよく使用されます。しかし、そんな国は日本くらいで、**諸外国は非常に慎重**です。

実際に、厚生労働省が、ベンゾジアゼピン系の薬は認知症の原因になり得るとして注意を促しています。

医師も、その危険性は承知しているはずですが、患者さんから「眠れなくてつらい」と訴えられると、**つい処方してしまう**のでしょう。

もちろん、数回、使用したくらいで認知症にはなりません。しかし、この薬は依存性があり、長く飲み続けると中止することが難しくなってしまいます。

薬に頼る前に、毎日の食事でしっかりマグネシウムを補充しましょう。

とくに、働き盛りの人たちは、仕事のストレスでマグネシウムが減り、さらには仕事のストレスでイライラするという、**「不眠を呼ぶ二重苦」**に陥りがちです。

それをしっかり自覚してマグネシウムを摂りましょう。

マグネシウムを多く含むオススメ食品

緑の濃い野菜や海藻類を積極的に！

厚生労働省の指針では、成人、たとえば30〜49歳の1日のマグネシウム摂取量は、男性で370ミリグラム、女性で290ミリグラムとなっています。

では、どんな食べ物にマグネシウムが多く含まれているのでしょうか。

まず、**緑色の濃い野菜**が挙げられます。**青汁の材料となるケール、ほうれん草、ブロッコリー、ゴーヤ**などが代表格です。

キャベツやレタスなどには少ないので、**葉物野菜を食べるなら色が濃いもの**を選んでください。

ひじき・海苔《のり》・昆布・わかめなど海藻類にも豊富です。海藻は腸内細菌のエサとなりますから、積極的に摂るといいでしょう。しかし海藻類の摂り過ぎは甲状腺機能にとってマイナスとなりますので、適量を心がけてください。

納豆、みそ、豆腐など大豆製品もおすすめです。納豆は後で述べるとおり、本書の一押し食品です。1日1パック食べましょう。

青魚、タコ、牡蠣には、ビタミンDや亜鉛も多いので一石三鳥です。

そのほか、**アボカド、バナナ、ナッツ、シード類**にも多く含まれます。

穀類なら**ホールフード（加工や精製を抑えた植物性食品）**がいいでしょう。同じ100グラム中でも、炊いた白米は7ミリグラム、玄米は49ミリグラムとマグネシウム含有量がかなり違います。

小麦粉も同様で、精製してしまうとマグネシウムだけでなく大事なミネラル分が失われてしまいます。

入浴でマグネシウムを補う方法

入浴剤として「硫酸マグネシウム」を使うのも効果的です。

若い女性に人気の入浴剤である「エプソムソルト」は、硫酸マグネシウムを主成分としています。

これを湯船のお湯に溶かしてつかれば、海水浴と同様に、**皮膚全体から体内の細胞にマグネシウムが取り込まれます**。

さらに、マグネシウムは体を温めリラックスさせる効用があるミネラルなので、入浴のお供として最適です。

硫酸マグネシウムは、炭酸泉などの温泉に豊富な成分で、温泉場の表示によく書かれています。血流が良くなって肩こりがほぐれ、1日の疲れを取ってくれます。

関節痛、筋肉痛、乾癬《かんせん》や日焼けの痛みなどの皮膚症状も改善します。不眠症にも効果的ですから、是非、試してみてください。

いろいろなメーカーから出ていますが、量販店やネットなどで簡単に入手でき、価格も一般的な入浴剤とほぼ同等で、**1回あたりに換算すれば30円程度**です。

3 亜鉛

不足するとDNAレベルで
問題が起きる栄養素

── 数百種類に及ぶ酵素の中心

亜鉛は、数百種類にも及ぶ酵素の中心で働いており、それら酵素に関与してさまざまな代謝を行います。タンパク質や乳酸、アルコールの代謝もその一例です。なかでも重要な働きに、**体を酸化から守る錆《さび》止めの働きや有害金属を体外へ排泄《はいせつ》する働き**があります。

亜鉛の働きでまず紹介したいのは、やはり**免疫機能の維持**です。

2016年に発表されたアメリカの研究論文では、亜鉛が免疫機能を高めることが示されました。

その研究は、65歳以上で血中亜鉛濃度が70以下と低い人たちを2つのグループに分け、

3カ月間毎日、一方には30ミリグラムの亜鉛を、もう一方にはプラセボを服用してもらうというものです。

すると、**亜鉛を服用したグループでは血中亜鉛濃度が上昇すると同時に、免疫力を司るリンパ球の一種である「T細胞」を増やす効果**が見られたのです。

免疫機能改善のほかにも、亜鉛は多岐にわたる働きをします。

たとえば、**骨の形成、糖代謝やインスリンの合成・維持、肝臓での重要なタンパク質の合成、皮膚細胞の正常化、味蕾《みらい》細胞（味を感じ取る細胞）の形態維持、性ホルモンの分泌維持、下垂体機能の維持**など、健康を守るためには亜鉛が欠かすことのできない栄養素であることがわかります。

105ページのグラフ（**図⑮**）は、体内の各臓器における、平均的な亜鉛の濃度です（血中濃度ではありません）。

前立腺、精液という男性ならではの部位に多く存在するのがわかるでしょう。**亜鉛が不足すると男性機能が弱まる**という話を聞いたことがあるかも知れませんが、その通りで、亜鉛は性ホルモンの分泌と維持に欠かせません。

もちろん、女性には無縁というわけではありません。

網膜にも多く、**足りないと視力が落ちてしまいます。**

脳で不足すれば、認知機能に影響が出ます。

代謝に大きく関わる**肝臓、腎臓、膵《すい》臓などの部位では、亜鉛の不足はその臓器そのものの機能を落とす**ことを意味します。

さらに亜鉛は、ＤＮＡの転写や修復といった重要な作業にも関わっています。亜鉛は、細胞分裂をするときにジッパーを開けるような作用をするため**「ジンク（亜鉛）・フィンガー」**とも呼ばれています。

亜鉛が不足すれば、ＤＮＡレベルで問題が起きるのです。

欠乏による症状については後述しますが、とにかく亜鉛不足を放置するのは非常にリスキーだということをまずは覚えておいてください。

――亜鉛不足がもたらす深刻な不調

では、亜鉛が不足すると私たちの体はどうなってしまうのでしょうか。高血圧、リウマチ性関節症、胃潰瘍、骨粗鬆症、味覚障害など、ありとあらゆる不都合が起きます。

図15 各臓器の亜鉛濃度

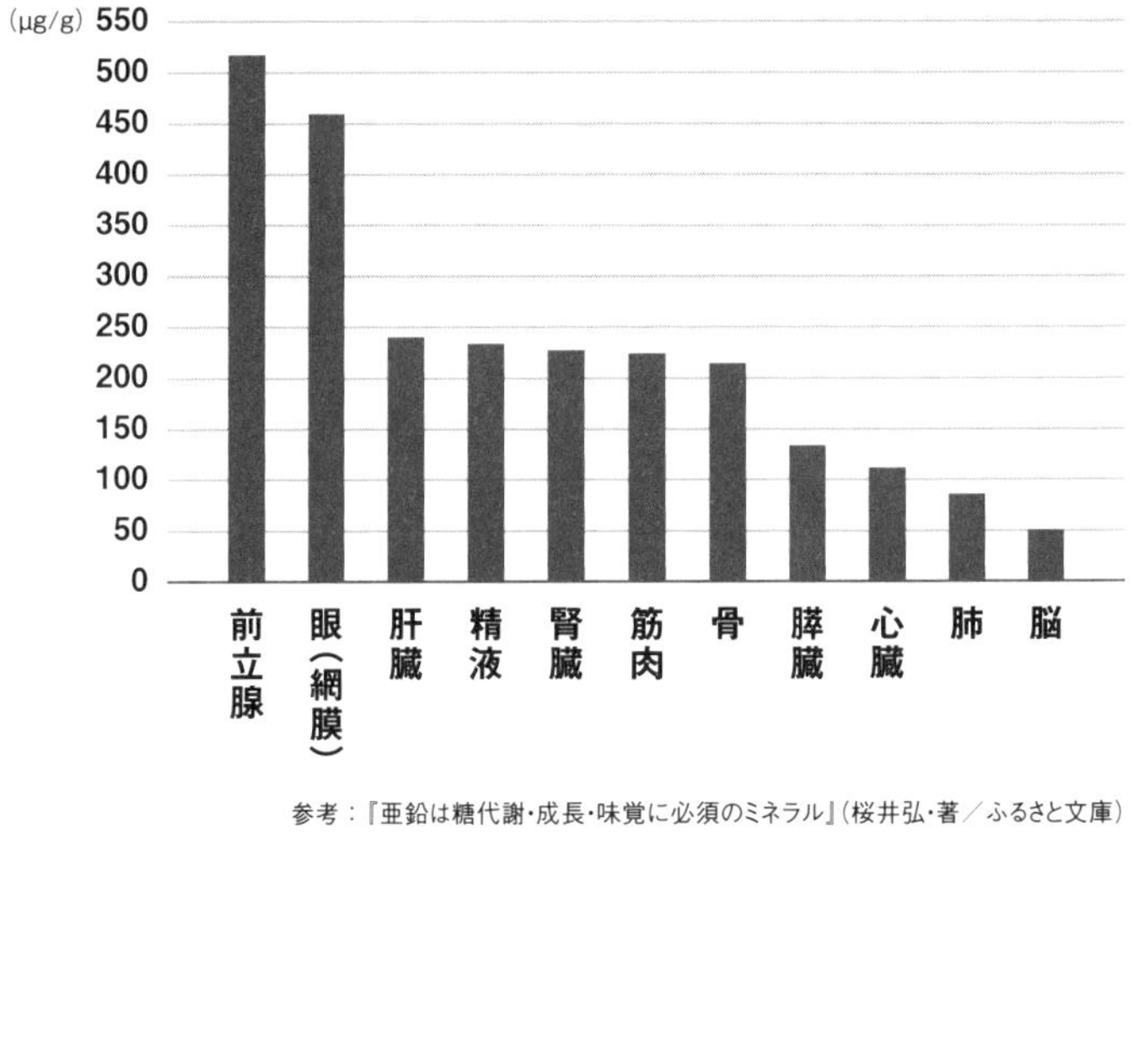

参考：『亜鉛は糖代謝・成長・味覚に必須のミネラル』(桜井弘・著／ふるさと文庫)

とくに、皮膚ではいろいろ起きますが、それについては後述しましょう。命に直結するところでは、前立腺がんの発症率が高くなります。実際に、土壌や地下水の亜鉛濃度が低い地域では前立腺がんが多いことがわかっています。

一方で、**亜鉛のサプリメントを服用することで、前立腺がんが明らかに減っていることを示す論文も複数**出ています。

糖尿病にかかりやすくなることも明らかです。糖代謝やインスリンの合成・貯蔵に関わる亜鉛が不足していれば、血糖値は上昇します。

逆に、**亜鉛の補充によって、糖尿病から免れることも可能**です。

2018年に、160名（80名は健康で、80名は糖尿病予備軍）の閉経後の女性を対象とした研究が日本で行われました。

糖代謝関連の血液データと、28種の元素について調べたところ、**糖尿病予備軍のグループでは亜鉛が有意に低かった**そうです。

また、亜鉛とストロンチウム（原子番号38の元素）は、「HOMA-IR」というインスリン抵抗性の指標と負の相関を示したそうです。つまり、亜鉛とストロンチウムの存在が、糖尿病を防ぐ方向に働くことがわかったのです。

さらには、難病指定されているクローン病、失明につながる加齢黄斑《おうはん》変性症、激増しているADHD（注意欠陥・多動性障害）やうつ病、男性不妊症などの裏にも、亜鉛不足が隠れている可能性が指摘されています。

有害金属が蓄積しやすくなる

ここでもう一度、85ページの元素周期表を見てください。

亜鉛（Zn）は12族に属しています。亜鉛とバランスを取り合っている銅（Cu）は、同じ周期（横軸）の11族にいますね。

では、亜鉛から視線を下に動かし、同じ12族にどんな元素が存在するか見てください。有害金属のカドミウム（Cd）や水銀（Hg）が目に入るでしょう。

カドミウムはイタイイタイ病、水銀は水俣病の原因物質として知られ、どちらも体内の蓄積量を抑えたい物質です。ところが、**亜鉛が減ってしまうと、これらが溜まりやすくなる**のです。

私たちの体では、有害物質の排出を担う「メタロチオネイン」というタンパク質がつくられています。このタンパク質は、普段は亜鉛と結合して体内に存在しています。ところが、カドミウムや水銀が入ってくると、亜鉛と離れ、それら有害金属にくっついて体外へ排出してくれます。

つまり、普段から亜鉛がしっかりあれば、有害金属の侵入に備えて待機しているメタロチオネインも十分存在できますが、**亜鉛が足りないとメタロチオネインも少なくなるため有害金属が溜まりやすくなってしまう**わけです。

もともと、**日本人はカドミウムや水銀が多い傾向**にあります。というのも、お米にカドミウム、マグロのような大型魚には水銀が含まれるからです。

美味しい和食を食べ続けるためにも、亜鉛に無関心ではいけないのです。

皮膚や髪、爪の質にも影響

亜鉛が欠乏すると、さまざまな皮膚症状も現れます。

本来、亜鉛は皮膚にも多く存在しますが、それが不足すると皮膚の外から加わった刺激に対し炎症が起きてしまうのです。しかも、治りにくく、しばしば悪化していきます。

お母さんの母乳に亜鉛が少ないと、赤ちゃんの皮膚に炎症が起きることもあります。

また、「腸性肢端皮膚炎《ちょうせいしたんひふえん》」という遺伝性の疾患があり、これは生まれつき腸管での亜鉛吸収不全が起きるために、ひどい皮膚炎を起こし、感染症にもかかりやすくなります。

こうした**先天性の疾患も、積極的に亜鉛を補充することで改善**に向かいます。

亜鉛の補充は、「褥瘡《じょくそう》」（床ずれ）にも効果を示します。

長く寝たきりでいると、体重で圧迫されている部分の血流が悪くなり、皮膚がただれて褥瘡になります。ひどくなると骨が露出するなど、病人にとっても介護する側にとっても悩みの種ですが、亜鉛を補充することで改善されることがわかっています。

皮膚だけでなく、**髪の毛や爪なども亜鉛不足で弱くなります**。加齢に伴い、どうしても髪も爪も張りを失いますが、そこには亜鉛が足りなくなっているという側面もあるのです。

最初に亜鉛の重要性を世界に広めたのは、インドのアナンダ・プラサドというドクターです。彼は、1960年代に、イランで多く見られた低身長の子どもたちを調査し、それが亜鉛欠乏によるものだということを突き止めました。

イランの子どもたちは、明らかに骨の形成が不十分で身長が足らず、ひどい皮膚の変質があり、髪の毛もほとんど生えていませんでした。

プラサド博士がさらに詳しく調べていくと、子どもたちは貧血、学習能力低下、性腺機能低下、肝脾腫《かんひしゅ》などを起こしており、まさに生命体として危機的状況にあることがわかりました。

実際に、25歳までに感染症で死亡するケースもありました。

しかし、**亜鉛を補充することで改善**されたのです。

亜鉛を多く含むオススメ食品

ココアや抹茶、ごまなどにも豊富！

1日の亜鉛摂取推奨量は、成人男性で11ミリグラムとされています。大ぶりの牡蠣を4〜5つも食べればこの量の亜鉛を補充できます。

しかし、そこに届いている人は多くありません。60代の約4割がわずか7ミリグラムしか摂取していないこともわかっています。

亜鉛を多く含む食品は、**なんと言っても牡蠣に尽きます**が、どうしても苦手な人は**豚レバーやチーズ、卵黄、アーモンド、ピュアココア、抹茶、ごま**などにも比較的多く含まれているので意識して摂ってみてください。

ただし、前述のビタミンDやマグネシウムを多く含む食品についても同様ですが、**ここに列挙したものばかりを食べていればいいわけではありません**。

第4章で詳しく紹介しますが、魚介類や野菜、大豆製品、玄米や全粒粉でつくられたパンや麺類などのホールフードを、普段からバランス良く食べることが重要です。

もちろん、ファストフードや加工食品、スナック菓子などは避けましょう。そういうものには、亜鉛などいいミネラルはほとんど期待できません。

――亜鉛不足になると味覚も損なわれる

喫煙者と非喫煙者双方の舌の味蕾細胞を拡大してみると、喫煙者は非喫煙者と比較して、味蕾細胞がひどく崩れているのがわかります。

これが喫煙者の味覚に悪影響を与える原因ですが、実は、**亜鉛不足の人にも、喫煙者と同様の味覚障害が起きます**。

言うまでもなく味蕾細胞は、ものの味を感じ取るために非常に重要。「タバコをやめると太る」という人が多いのは、味蕾細胞が蘇《よみがえ》って味がよくわかるようになり、食事が美味しく感じられ食べ過ぎるからでしょう。

本書では、食事の大切さを説いています。それは一方的に「○○を食べなさい」とアドバイスしたいのではなく、読者一人ひとりが「食べるとはどういうことか」について真剣に考えてくれることを願ってのことです。

たとえば野菜なら、いい土壌でつくられた有機無農薬野菜と、旬を無視してハウス栽培された農薬だらけの野菜とでは、味の濃さからして違います。なぜなら、**含まれるミネラル量が違う（つまり栄養が違う）**からです。

それを「なるほど違う」と食べてわかる舌を保持して欲しいのですが、そもそも亜鉛が不足してしまうと、味覚機能の低下から、食べること自体が楽しくなくなってしまうかも知れません。

日々の生活のなかに、**「いいものを食べる→亜鉛が増える→味蕾がいい状態だから味がわかる→さらにいいものを食べたくなる」というプラスのスパイラル**をつくりだしていきましょう。

加齢とともに亜鉛の吸収力は低下

私のクリニックでは、理想的な血中亜鉛濃度を80〜135としています。しかし、実際には、80にも届かない人が男女ともにたくさんいます。

しかも、**70代からガクンと下がります**。もともと男性は年齢を追うごとに下がる傾向にありますが、女性は70歳を超えるといきなりガクンときます**（115ページ図⑯参照）**。

そもそも、亜鉛が不足する理由は2つあって、吸収不全（入ってくる分が足りない）か排泄過剰（出ていってしまう分が多い）かです。

慢性膵《すい》炎や慢性腸炎、クローン病などの消化器疾患があると吸収不全になりますし、ACE阻害剤という血圧の薬やペニシリンを服用していても亜鉛が吸収されにくくなります。また妊娠や、加齢そのものも亜鉛の吸収力を低下させます。

一方、排泄過剰は、糖尿病、慢性腎不全、肝機能不全などで起きます。アルコールの代謝も亜鉛を使ってしまうので、**お酒をたくさん飲む人は亜鉛不足になりやすい傾向**があります。

ビタミンDとの関係も注目されます。なぜなら、**ビタミンDが不足している人は亜鉛も不足している確率が高い**からです。とくに70代の女性ではその傾向が顕著です。

このことは、女性が70歳を過ぎると、いきなり血中亜鉛濃度が低くなることと無関係ではないでしょう。もしかしたら女性は、70歳を過ぎたあたりから活力自体が衰え、外出して紫外線を浴びる機会が減り、それによってビタミンDも亜鉛も失われているのかも知れません。

もちろん、男性も同様です。亜鉛が不足すれば男性機能が弱くなることは前述しました。そういう草食男子的な状態が、やはり外出の機会を減らし、ビタミンDも亜鉛も減るという悪い相乗効果を生み出していることは十分に考えられます。

年齢や性別にかかわらず、ビタミンDと亜鉛、それに前述したマグネシウムも加えた3つの栄養素は、現代的な食生活をしている人の多くが不足している可能性が高いものです。**日頃から意識してこれらの栄養素を摂るようにしましょう。**

図16 性別、年代別の平均血中亜鉛濃度

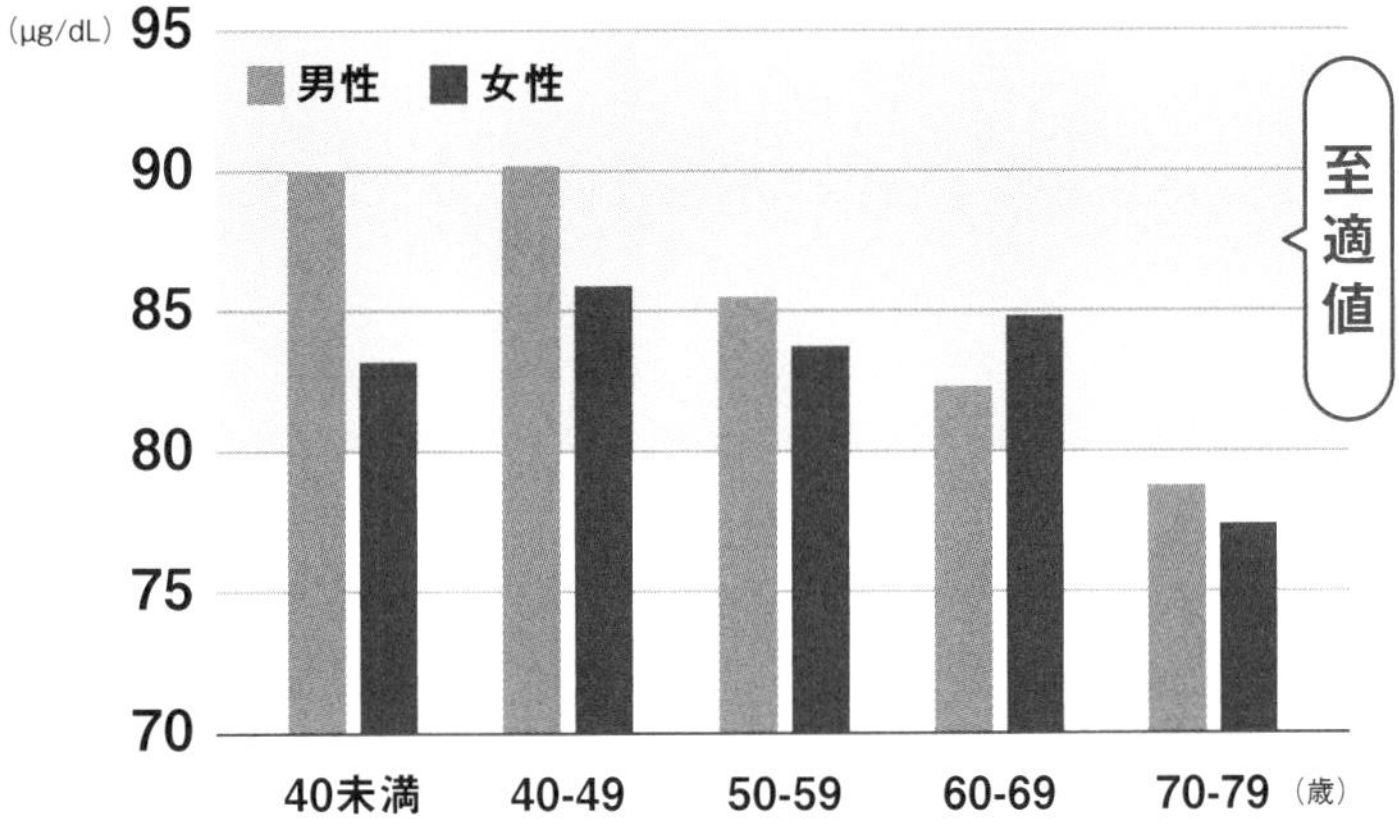

出典：満尾クリニック

第3章

知らずに
食べている
怖いもの

便利な添加物の深刻な体への影響

心臓疾患による死亡率1・5倍のデータも！

まだ私が生まれる前の1948年、日本で「食品衛生法」が施行され、食品添加物の規制が始まりました。その後、時代に合わせて改正が行われていますが、それによって**国民の健康が守れているかというと怪しい限り**です。

一口に食品添加物と言っても、その使途も危険度もさまざま。

食品添加物を用いるのは、それなりの理由があります。

- 日もちをよくする
- カビが生えないようにする
- 形を整える
- 味を調整する

●色をきれいに見せる

これらの理由で用いられるのは、消費者にとっても、一見ありがたいように感じます。腐ったものやカビの生えたものなど食べたくないし、見た目だっていいほうが食欲は湧きます。ただ、そうした便利機能には、余計なものがついてきます。それら**余計なものが、人体に与える害は、想像しているよりずっと大きい**のです。

とくに、ハムや明太子などにきれいな赤味をつける「亜硝酸ナトリウム」は発がん性が懸念されており、注意している人も多いでしょう。

加えて、私が本書で特筆しておきたいのがリンについてです。

昨今の食品添加物のなかで言えば、**リンの害が見逃されがち**のようです。

リンは、私たちが生命を維持するために必須の元素である一方で、過剰になるといろいろ悪さをします。自然の食べ物の中にも含まれていますが、**加工食品に添加物として使われることが多く**、雑誌などでもその問題が取り上げられるようになりました。

体内に入ったリンは腸でカルシウムと結びつき、その吸収を妨げます。カルシウムの吸収が妨げられると、体は自分の骨を溶かして血液中のカルシウムを補おうとします。

そのため、**リンが多いと骨が溶けやすくなります。**

さらに、**骨から溶け出たカルシウムが石灰化して血管内壁にこびりつき、血管がかたくなる動脈硬化**を進めます。その結果として**血圧が上がるし、腎機能が悪くなるし、心筋梗《こう》塞《そく》などを引き起こしやすくなる**のです。

私のクリニックでは血中リン濃度の基準値を2・5〜4・0（mg／dL）としていますが、理想は3・5未満です。左ページのグラフ（図⑰）を見てください。**血中リン濃度が3・5以上になると、心筋梗塞による死亡率が上がり始め、4以上では、3・5未満の群と比較して1・5倍**に跳ね上がります。

リンの過剰摂取で起きる症状には、腹痛、下痢、膨満感、吐き気といった胃腸症状や、アレルギーなどがあります。

また、腎臓にも甚大な被害を及ぼします。

腎臓の悪い人は、そもそもリンの排泄がうまくいかず溜まりやすくなり、それによってさらに腎機能が悪化するという負のスパイラルに入ります。

このため、人工透析患者さんを担当する医師は、食品添加物としてのリンの摂取量についても詳しくアドバイスを行っています。

図17 血中リン濃度と心筋梗塞死亡率の関係

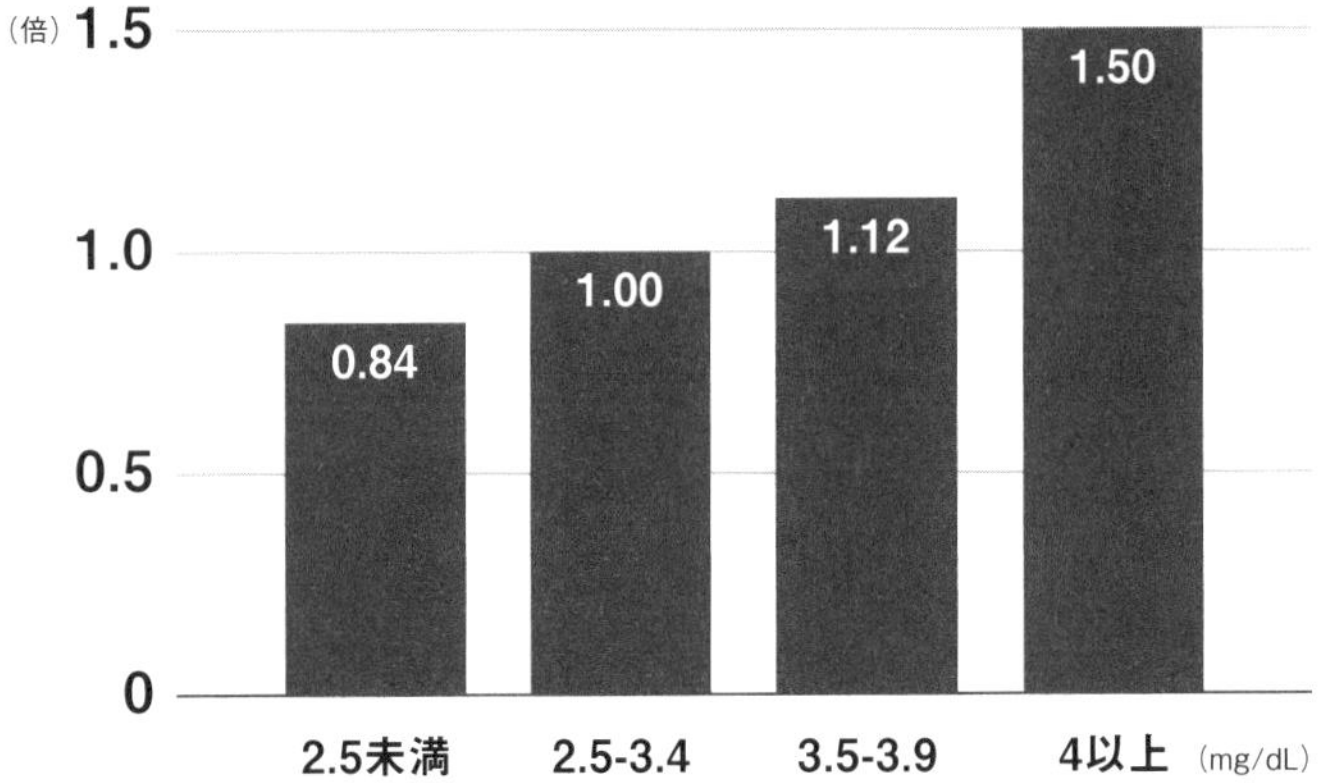

参考：Circulation. 2005 Oct 25;112(17):2627-33.Relation between serum phosphate level and cardiovascular event rate in people with coronary disease.

なぜ「リン不使用」が売り文句なのか

酸味料、乳化剤、膨張剤、結着剤などもリン！

もともとリンは、肉や魚、豆類、穀類など自然界にある多くの食品に含まれています。前述したように、リンは健康維持のために一定量は必要です。ただ、**現代人は過剰摂取気味**で、それによって健康を害している事例が多いのです。

というのも、昔は存在しなかった加工食品に、**とくに問題の大きい「無機リン」**が多く使われているからです。かつ、食事の欧米化も一因となっています。

自然の食品のなかでは、豆類や穀類など植物性のものはあまり体内に残らないと言われているので気にしなくていいでしょう。

肉や魚など動物性の食品だと、少し注意が必要です。とくに**肉にリンが多く、欧米人に心臓疾患が目立つのは、牛肉の消費量と無関係ではありません。**

しかしながら、なんと言っても危険なのは添加物として使われる無機リンです。

昨今の食品メーカーの加工力は高く、人々が「美味しい」と感じるものをどんどんつくりだしています。**美味しいからたくさん食べてしまう加工食品には、かなりの頻度で添加物としてリン**が入っています。

たとえば、弾力性のあるソーセージなどの**加工肉や練り物には、その食感をつくりだすために必ずと言っていいほど使われています**。使われていない製品の場合、むしろそれを売り物に「リン不使用」などとうたわれます。

つまり、食品メーカーは、本来リンは使うべきではなく、健康に対する意識の高い人たちが「リンは摂りたくない」と考えていることはわかっているのです。

わかっているのに使っているわけです。

猛暑の夏によく飲まれている経口補水液にも入っていて、**原材料名に「リン酸Na」と明記**されています。こちらは、味を良くすることが目的でしょう。砂糖と塩を水に溶いただけでは、不味《まず》くて消費者に買ってもらえないからです。

しかし、ソーセージにしろ経口補水液にしろ、**成分欄に「リン」という言葉が明記されているだけ、まだ良心的**とも言えます。

食品添加物としてのリンは、正確にはリン酸化合物といって、さまざまな名前を持っています。左ページに、その一例（図⑱）を挙げておきます。**「酸味料」「pH調整剤」「乳化剤」「膨張剤」「結着剤」「栄養強化剤」「かんすい」などとも、実はリン**を含みます。

食品例にも、**中華麺や清涼飲料水、乳製品、加工肉、魚肉練り製品**など、身近なものが多数並んでいます。

しかも、**リン酸化合物名で表記をしていないケースが多い**のです。**「リン酸」「リン酸Na」**くらいなら目にとまりやすいですが、**「ピロリン酸ナトリウム」「ポリリン酸ナトリウム」「メタリン酸カリウム」**など、長くて複雑なものも多々あり、一般人にはお手上げでしょう。まだまだ「えっ？　これもリンだったの？」と驚かされるような、いろいろな名称があります。

スーパーで売られている食品や飲料の「原材料名」を詳しく見てみてください。こうしたリンに関連した表示はざらにあります。

たとえば、清涼飲料水に必ずと言っていいほど使われている「酸味料」についてですが、文字面が爽《さわ》やかな印象で、ほとんどの人はあまり気にしないことでしょう。でも、それにミスリードされてはいけません。

図18 リン酸化合物の主な使用例

種類	食品例	目的
かんすい	中華麺	食感や風味の向上など
pH調整剤	醸造食品、乳製品、 コーヒーホワイトナー	変質や変色の防止など
酸味料	清涼飲料水	酸味の付与、増強など
結着剤	ハム、ソーセージ、練り製品	結着性や弾力性の増強など
乳化剤	プロセスチーズ	ナチュラルチーズの加熱融解時の カゼイン（タンパク質の一種）凝固の防止など
膨張剤	スポンジケーキ、ビスケット	炭酸ガスの発生など
栄養強化剤	牛乳、栄養強化食品	カルシウムや鉄の栄養強化など

●さまざまなリン酸化合物の名称

ピロリン酸ナトリウム／ポリリン酸ナトリウム／メタリン酸カリウム
トリポリリン酸ナトリウム／テトラポリリン酸ナトリウム
メタリン酸ナトリウム／ウルトラポリン

参考：『リンの事典』（大竹久夫ほか著／朝倉書店）

私は「コーラは骨が溶けるから飲むな」と言われて育ちましたが、子どもの頃はピンときませんでした。しかし、リンによる悪い影響が理解できた今となっては、それがいかに正しい指摘だったかがよくわかります。

――食事に無頓着な人はリンを摂り過ぎ

かつて、アメリカで、血中リン濃度と年収の関係について調査が行われたことがありました。

その結果は、年収が低いほど血中リン濃度が高くなる傾向にあるというものでした。

私は学会などでアメリカに行く機会が多くありますが、そのたびにアメリカ社会における「二極化」を痛感します。

そもそも、富裕層と貧困層では利用するスーパーマーケットが違うのです。

貧困層のユーザーが多いスーパーには、良質のバターではなく有害なトランス脂肪酸を多く含んだマーガリンが積まれています。ほかにも、巨大なピザが10枚セットになったものや、チーズマカロニ（使われているチーズはリンたっぷりのプロセスチーズです）など、

簡単に満腹になるけれど、健康には悪そうなものがたくさん売られています。

一方で、富裕層対象のスーパーは、加工品ではないフレッシュな食材や、オーガニックの野菜などが目立ちます。これでは、**健康度合いに差が出てしまうのも仕方ありません。**

これは、アメリカの話に留まりません。日本も同様です。

ただ、日本の場合、富裕層か貧困層かという二極ではなく、**むしろ、意識の差が顕著だ**と言えます。

要するに、自分が口にしているものについて、真剣に吟味しているか、なにも考えずに食べているかという意識の差です。

もし、あなたが後者であるかも知れないなら、一刻も早い意識改革が必須です。

――ボディソープやシャンプーにもリン

私のクリニックの患者さんの血中リン濃度を整理してみると、だいたい3・4〜3・5あたりに多くの人が集まっています。

ところが、これを男女別に分けてみると、中央値がずれてきて、女性のほうが男性よりも高い傾向を示します。

なぜ、女性のほうが血中リン濃度が高く出るのかについて、私は最初、理由が見つかりませんでした。

しかし、どうやら**化粧品類の影響であるらしい**とわかってきました。

男性の場合、血中リン濃度が上がってきた患者さんに話を聞くと、たいてい加工食品や清涼飲料水をたくさん摂ったというところに行き着きます。

女性で、こうしたことに思い当たる節がないときには、**化粧品やシャンプー、ボディソープ**などを疑ってみます。

実際に、ポリリン酸などが使われている製品は多く、口から摂取しているのではないのに、**肌からもリンが入ってしまう**のです。

最近は、身だしなみに気をつける男性が増え、化粧品類への関心も高まっています。暑い日に外出する機会が多い人は、制汗剤なども手放せないことでしょう。

しかし、**育毛効果をうたっているシャンプーや、爽やかな香りが魅力のボディソープ、**

歯茎を引き締める歯磨き剤、そのほか、さまざまな化粧品類にリンが使われていることが多いので、注意が必要です。

心配な人は、使っている化粧品類の成分表示をじっくり眺め、125ページの「さまざまなリンの名称」の囲みのなかにあるような難しい名前のリン酸化合物が入っていないかチェックしてみるのもいいでしょう。

いつの間にか体内に金属が蓄積

マグロ好きの日本人は水銀に注意!

私のクリニックでは、**ヒ素、鉛、水銀、カドミウム、アルミニウム、ニッケルなど17種類の金属の体内蓄積**について、毛髪分析を行って調べています。

産業革命以降、地球上で石炭や石油という化石燃料がたくさん使われています。化石燃料が燃やされる際に、有害金属は大気中に放出され、やがて雨とともに地上や海に降り注ぎ、環境を汚染してゆきます。

たとえば、マグロ。マグロ自体は栄養面で優れた食べ物ですが、たくさん食べると水銀が蓄積されます。

マグロのような大きな回遊魚は、海における食物連鎖の頂点におり、エサとなる小さな魚が持っていた水銀を、どんどん溜め込んでいるからです。

実際に毛髪の分析検査を行うと、マグロをよく食べる日本人は、諸外国人と比較して水銀がかなり多く出ます。**アメリカでの毛髪中水銀濃度は0・8ppm未満ですが、日本人男性の毛髪中水銀濃度の平均値は、5ppm**にもなります。

それでも、そのくらいで収まっていればいいほう。10・0以上ある人もいて、こうなると心配です。とくに、子どもを産む母親に水銀が多いと、第一子にそれが出てしまいます。

つまり、子どもを産むことで母親の水銀は減りますが、それが第一子にそのまま移動してしまうのです。

自閉症と水銀の関係についても言われるようになりました。水銀に限らず、**有害金属の蓄積は、自分自身にも、その子どもにも悪い影響しか与えません**。できる限り、有害金属を取り込まない生活を送ることを考えましょう。

認知症やアレルギーのリスクも増加

有害金属の蓄積が認知症の原因の1つであることは、ほぼ明らかです。

実は、欧米では認知症の発症率がわずかではあるけれども減少しているという報告があります。高齢化は進んでいるのに、認知症発症率が下がるのは不思議ですね。

その理由を説明する仮説として、「鉛の生涯被曝《ひばく》量が減少したからではないか」というものがあります。

欧米では1920~70年にかけて有鉛ガソリンが濫用され、大気中の鉛汚染が進行しました。その当時に成長期・青年期を迎えていた人たちは、かなりの量の鉛に被曝しています。一方で、**対策が進んでからは被曝量が減り、それによって認知症発症率が微減**しているのではないかと考えられるのです。

アルミニウムは、日常生活のさまざまなところで活用されている重要な金属です。しかし一方でアルミニウムには、ミトコンドリアの機能障害を起こし、認知症の原因となる可能性も報告されています。

フランスで行われた研究では、水道水のアルミニウム濃度が1日あたり0・1ミリグラムを超える地域では、認知機能の低下が生じるとされており、アルミニウムがどのように認知機能に影響を与えるかについても、そのメカニズムが解明されつつあります。

ニッケルも注意が必要な金属の1つです。**ニッケルは、食品中のタンパク質とくっつくことでさまざまなアレルギーの原因**となります。

実際に、私のクリニックを訪れる患者さんで、重症のアレルギーを持っている人は、かなりの確率で毛髪から高濃度のニッケルが検出されます。

たとえば、大豆アレルギーについて考えてみましょう。

普通は、大豆を食べると消化酵素の働きでアミノ酸がバラバラになって、なんの問題も起きません。

ところが、大豆のタンパク質にニッケルがくっついてくると、酵素が働いてもニッケルが邪魔してバラバラになりません。それでアレルギー症状を起こすのです。

本来、大豆は栄養的にとても優れた食品で、健康のために積極的に摂りたいくらいですが、**体内に蓄積されたニッケルのせいで、結果的に体に害を及ぼす物質になってしまうわけです。**

これが、そばアレルギーのようにすぐに症状が出る「即時型」なら原因物質がつかみやすいのですが、ニッケルのような遅延型の場合、数週間単位でジワジワと出てきます。「なんだか関節が痛い」と感じて病院に行き、湿布薬を貼っても、リウマチの診察を受けて薬を飲んでも好転しないというようなケースで、実は遅延型アレルギーが起きていたということはままあります。

卵、肉、牛乳などはタンパク質の塊ですから、アレルギーが多いのも当然です。小麦粉の場合、そこに含まれる「グルテン」というタンパク質によって、アレルギーが引き起こされます。

ただし、**本来これらの食べ物が悪いのではなく、そこにくっついてしまうなにか（たとえばニッケル）があるのが問題**。そういう余計なものを体に入れていることが、現代人にアレルギーが増えている理由の1つです。

花粉症も、「花粉」自体に罪はありません。花粉は昔から存在しています。そこに、空気中に浮遊しているPM2・5（微小粒子状物質）などの不自然なものがくっつくことで悪者に変わってしまうのです。

ちなみに、**ニッケルは化粧品に多く含まれます**。

ご飯や麺類は砂糖を食べるのと同じ

「糖質」の摂り過ぎで免疫力もダウン！

日本人は白いご飯が好きで、人によっては驚くほどの量を食べています。でも、**ご飯やパンや麺類といった炭水化物は、砂糖と同じ「糖質」**です。

糖質は血糖値を上げますから、炭水化物を摂り過ぎれば糖尿病になります。**糖尿病を持っていると免疫力が落ち、血管系の疾病、がん、認知症などの生活習慣病にもかかりやすくなる**ことがわかっています。

実際に、糖尿病の人は、そうではない人より平均10年ほど寿命が短いのです。

だから、ご飯はほどほどにしましょう。

そもそも、成人の1日の糖質摂取量はどれくらいが適正だと思いますか？

建設現場など体を動かす仕事でも1日300グラムがいいところで、デスクワークなら200グラムが限度です。さらに、やせたいなら150グラムまで落とす必要があります。

しかし、実際には、**1日300グラム以上の糖質を摂っている人が多い**のです。

実は、幕の内弁当1人前で、糖質量は130〜150グラムもあります。定食も同様です。握りこぶしくらいのご飯がだいたい糖質量50グラムですから、軽くお茶碗2杯で100グラム、おかずにも糖質は含まれるのでそこから50グラム。もうこれで150グラムはいってしまいます。

つまり、やせたいと思うなら、**お昼に弁当や定食を食べる人は、朝食と夕食には、ご飯もパンも麺類も口にしてはいけない計算**となります。

もちろん、コーラなどの清涼飲料水やジュースにも糖質はたっぷり含まれています。こうしたものを愛飲している人が、太らないわけがありません。

とくに日本人が大好きな食べ物について、136ページにその糖質量を挙げておきました。親子丼やカレーライスは、ちょっと食べるのが怖くなりそうですね（**図⑲参照**）。

自分が糖質を摂り過ぎていないかを知るためにも、定期的な体重測定は必須です。**できれば毎朝、無理でも週に1〜2回は体重計に乗りましょう。**

体重が増えるのは、単に見た目が悪くなるだけでは済みません。**肥満は免疫力を下げ、あらゆる病気に直結**します。

図19 人気メニューのカロリーと糖質量

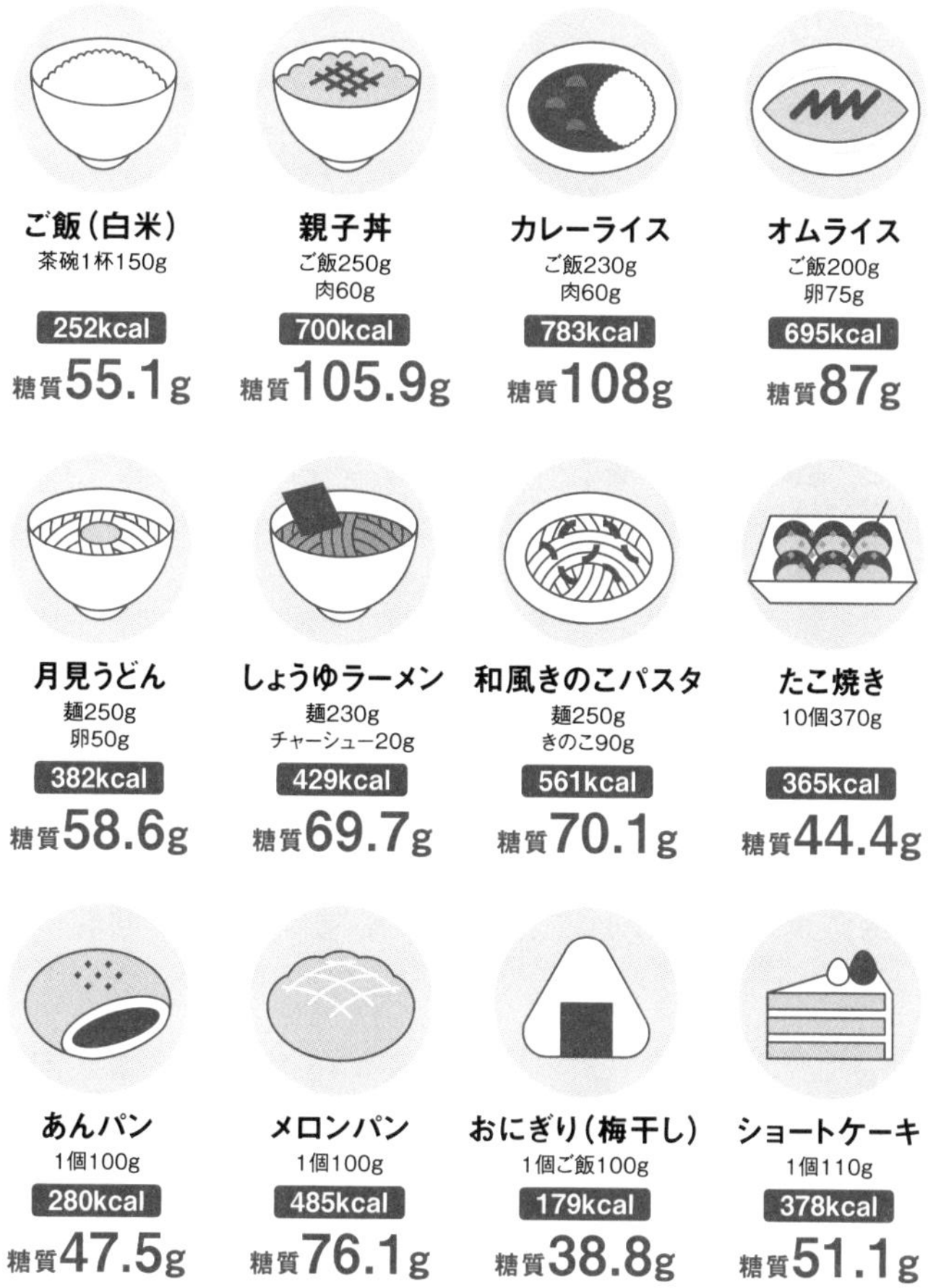

参考：『増補新版 食品別糖質量ハンドブック』（江部康二・監／洋泉社）

フライドポテトとドーナッツに潜むリスク

チェーン系のレストランや居酒屋に行くと、サイドメニューの欄に必ずと言っていいほど「フライドポテト」があります。それだけ需要があるということでしょう。

いったいいつの間に、日本人はこんなにフライドポテトが好きになったのでしょう。おそらく大手フードチェーンの影響なのかも知れません。

チェーン店のフライドポテトは、日本全国いや世界中どこで食べても同じ味がします。「だから安心なんだよ」と思うかも知れませんが、それは**食べ物としてはとても不自然なこと**です。

私のクリニックに、40代の男性が訪れました。彼はかなり太っており、ポテトチップスが大好物とのことでした。でも、ポテトチップスが肥満のもとだとは思ってもいなかったようです。

そもそも、**ポテトチップスが糖質であるということに驚いていました。**「塩味なのに？」というわけです。

フライドポテトにしろ、ポテトチップスにしろ、ほかのスナック菓子にしろ、**いも類や小麦粉などの炭水化物を油で揚げたものは要注意**です。

まず、炭水化物を高温で調理すると、**アクリルアミドという発がん性がある物質**ができます。

「AGEs」(advanced glycation end products)**という老化を促進する物質**もたくさんできます。

しかも、調理に使われているのはトランス脂肪酸という、**心臓疾患を引き起こすタチの悪い油**がほとんどです。

そして、**揚げ物は時間が経つにつれどんどん酸化**していきます。

こんなものを食べて体にいいわけがないのです。

炭水化物を油で揚げるという害ばかりのものに、砂糖をかければドーナツになり、塩をかければフライドポテトになります。

フライドポテトやスナック菓子をやめられない人は、甘いお菓子をやめられない人と本質的には同じです。

――人工甘味料は危険な「中毒」のもと

甘い物が欲しくてたまらないことを、**「シュガークレービング（糖分渇望）」**と言います。

そして、そういう人を「シュガークレーバー」と呼びます。

彼らは、空腹であるかどうかは関係なく、とにかく甘い物が欲しいのです。脳がそれを欲しており、**ドラッグと同じように中毒**になっているわけです。

これは、マグネシウムが不足していると起こりやすいことがわかっています。

もう1つ、**不自然な人工甘味料も原因**かも知れません。

「甘い物が好きだけれど太るのは嫌」という人たちにとって、人工甘味料は強い味方となっているようです。しかし、味方だと思っているのは本人だけで、本当は大敵です。

ダイエットを考えていなくても、清涼飲料水など「カロリーゼロ」を選んでいるという人は多いでしょう。

おそらく「健康のため」ですよね。

しかし、**それは逆効果**かも知れません。

人工甘味料はその名の通り、人工的につくられたもので、**普通の砂糖の何倍もの甘味を有しています**。そういうものを日常的に摂っていれば、甘味に関してどんどん鈍くなっていきます。そして「もっと、もっと」と渇望するようになります。

まさに、ドラッグ中毒と同じなのです。

それになにより、人工甘味料の多くは、厚生労働省によって摂取制限が設けられています。つまりは「安全ではない」ということです。

また、**人工甘味料が腸内細菌に悪い影響を与える**ことがわかっています。

詳しくは第5章で述べますが、豊富な腸内細菌を持つことは、健康を考える上で一丁目一番地です。

いずれにしても、体に悪い甘い物を渇望する状態は異常で、なにかのサインです。おかしな食生活に陥っていないか、きちんと見直してみてください。

第 4 章

絶対食と
カラダが喜ぶ
食べ方

すべてはいつ、なにをどう食べるか

ハーバードの栄養学を日本人向けにアレンジ！

私が、抗加齢医療・予防医療の専門クリニックを開設したのは2002年。先にも述べましたが、かつて私は杏林大学病院の救急救命センターの救命医として働いていました。そこに運び込まれる患者さんのなかには、明らかに乱れた生活習慣によって命を危うくしていると思われる人も多くいました。

「なぜ、ここまでひどくする前に手が打てなかったのか」

重篤な患者さんを前にして、私たち医療関係者はそう口にします。しかしながら、「では、どうすればよかったのか」について、誰も教えていないではないか。そんな問題意識があったからこそ、開業の道を選んだのです。

それ以来、**のべ4000名ほどの患者さんに、免疫力をアップし、健康で長生きするためのアドバイス**を行ってきました。

そのアドバイスの大半は、食事に関することで占められています。**ハーバード大学の外科代謝栄養研究室に留学した際に学んだことを基礎に、現代日本人向けにアレンジし、日々、アップデートを重ねているものです。**

運動、睡眠、ストレス管理や、すでに持病があればその治療なども大事なテーマですが、それもこれも、基礎に正しい食生活があってのことです。

もちろん、患者さん一人ひとりが置かれた状況により、いつ、なにを、どのように食べたらいいかという具体的内容は異なってきます。ただ、どの患者さんにも共通して伝えるポイントが2つあります。

1つが、どんな人でも積極的に食べたほうがいい、いわば**「絶対食」**があるということ。もう1つが、どんな人でも知っておいたほうがいい**「カラダが喜ぶ食べ方」**があるということ。

本章では、これらについて順に解説していきます。「あれも、これも」ではなく、できるだけシンプルに「これだけは」というものに絞っています。

全部、取り入れる必要はありません。できそうなものから試してみてください。それだけでも、**「健康資産」は着実に積み上がっていきます。**

絶対食 1

納豆

さまざまな栄養素を含む日本のスーパーフード

日本人に生まれたならば、納豆を常食しない手はありません。安い、美味い、体にいい。**私も毎日1パック食べています。**

2020年1月29日の「BMJ（British Medical Journal）」に国立がん研究センターのチームによる興味深い論文が出ました。

その研究では、1995年と1998年に、過去に循環器疾患にかかったことのない45～74歳の男女約9万人（10都府県）に食事に関するアンケートを行っています。さらに、その後約15年間の追跡調査によって死亡リスクを調べました。

すると、納豆が死亡リスクを下げるということがわかったそうです。

具体的には、1日あたりの納豆摂取量を、多い人から少ない人まで5つのグループに分け比べてみると、**毎日25グラム（半パック程度）食べるグループは、まったく食べないグ**

ループより、循環器疾患で死亡するリスクが2割少ないという結果が出たのです（男女とも）。

納豆は、現代人に不足している**3つの栄養素（ビタミンD・マグネシウム・亜鉛）も豊富**ですし、骨を丈夫にしてくれるビタミンKも含まれています。

さらに、特有成分のナットウキナーゼが抗血栓効果を持っているため、血液をサラサラにして、心筋梗塞や脳梗塞の予防に寄与します。

また、納豆には腸内細菌のバランスを整える働きがあることもわかっています。

まさに、日本が誇るスーパーフードです。

なお、「納豆はご飯にかけて食べるもの」という固定観念は捨ててください。

第3章でも述べたように、ご飯の食べ過ぎは禁物です。

納豆は、油揚げに包んで焼いたり、豆腐にかけたり、青菜と和えたり、オムレツの具にしたりと、いろいろな食べ方を試してみてください。

季節を問わず、**冷蔵庫に常備しておきたい食品**です。

絶対食

2 卵

1日1個は食べたい健康食材の代表格

卵には、ヒトのタンパク質を構成する約20種類のアミノ酸がほぼ完璧なバランスで含まれています。

また、たくさんのビタミンやミネラルも有しています。

なかでも、レシチンという脂質は細胞膜をつくるために欠かせません。**卵は、毎日1個は食べたい素晴らしい健康食材**です。

ところが、中高年の女性を中心に、卵を避けているという方が多いようです。これは「卵がコレステロール値を上げる」という都市伝説が幅をきかせているからです。

卵がコレステロール値を上げるという考え方は、ロシアの学者がウサギに卵を与えたらコレステロール値が上がり動脈硬化が進行したと報告したことに端を発しています。この研究のおかしなところは、ウサギが食べることのない卵を食べさせていることです。

まず、ウサギは草食動物であり、そもそも動物性食品を与えれば特異な結果が出るのは不思議でなく、それを人間にあてはめることはできません。

実際には、**卵はコレステロール値を上げません**。むしろ下げるくらいです。

私の知人のアメリカ人医師は、毎日複数個の卵を2週間食べ続けたらコレステロール値が下がったと言っています。

次に、コレステロールはほとんど（85%）が肝臓でつくられており、食べ物にさほど影響されません。

さらに言うと、**そもそもコレステロール値が高いことを心配する必要がありません**。

コレステロールはビタミンDやホルモンの材料となり、健康を維持する上で重要な働きをしています。「コレステロール値は低く抑えたほうがいい」ということ自体、**あまりにも古い幻想**なのです。これについては第5章で詳しく説明します。

なお、卵を食べるときは、オムレツや卵焼きよりも、黄身を加熱しすぎない**半熟卵のほうが消化・吸収がいいのでおすすめ**です。温泉卵もいいでしょう。

絶対食

3

緑の濃い野菜
水耕栽培より有機無農薬の「土の力」に期待

食事で摂るべき緑黄色野菜について、**働き盛り世代の男性はまず「足りていない」**と考えていいでしょう。

積極的に摂って欲しいのが、マグネシウム豊富な緑色の濃い野菜です。具体的には、**ほうれん草**、**春菊**、**ブロッコリー**、**ケール**、**小松菜**などです。

一方で、じゃがいもやさつまいも、かぼちゃなどは減らす方向で考えましょう。これら根菜は、**野菜というよりも「糖質」**という認識が必要です。

さらに言えば、良質な土で育てられた野菜がおすすめです。

左ページのグラフ（図⑳）を見ていただければわかるように、**最近の野菜にはマグネシウムをはじめとしたミネラルがとても少なくなっています。**

1940年代に、野菜も大量生産が始まり、そこでは人工的な農薬や肥料がたくさん使われました。

図20 野菜（キャベツ、レタス、トマト、ほうれん草）のミネラル（カルシウム、マグネシウム、鉄）含有量の推移

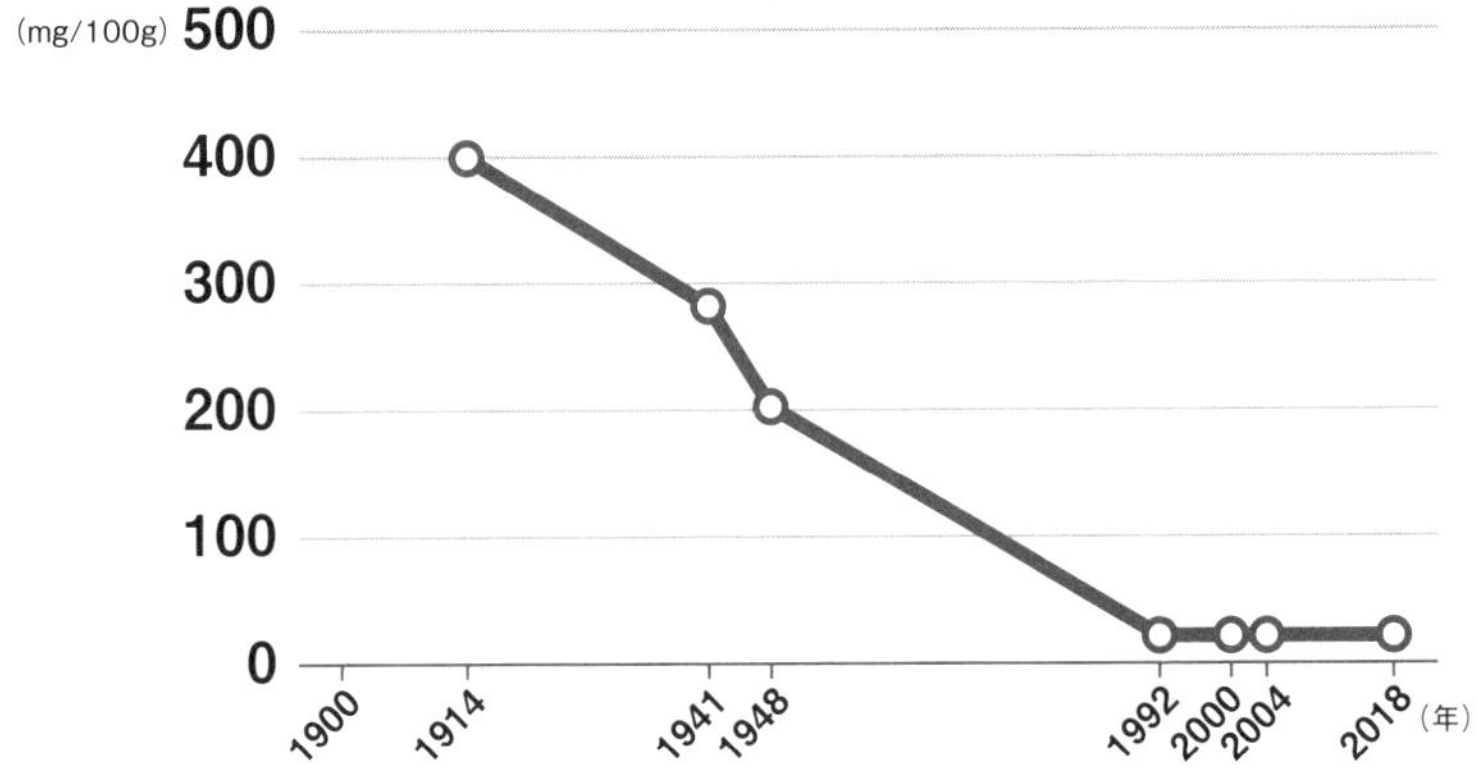

参考：Nutrients.2018 Sep;10(9):1202.

それによって、早く野菜が大きくなり、人々の手元には届いたかも知れません。

しかし、土壌は化学農法によって変質し、ミネラルが大幅に失われてしまいました。

たとえば、**同じ100グラムのほうれん草でも、それがどういう土で育ったかによって、含まれる栄養素が違ってきます。**

有機無農薬のいい土で育ったほうれん草と同様の栄養を摂るためには、そうでないほうれん草は大量に食べなくてはなりません。そして、大量に食べれば、それだけ農薬も体に入ってしまいます。とても非効率なのです。

水耕栽培の野菜も同様です。今、工場と呼ぶにふさわしい建物内でつくられた水耕栽培の野菜がスーパーに並んでいます。

もちろん、これら栽培法にも利点はあります。

虫をつけないための農薬をほとんど使用せずに済みますし、それを食べることで最低限の栄養素や食物繊維が摂れます。

しかし、土の力がないのでミネラル分はどうしても少なくなります。**こうした野菜を口にして「自分は野菜は足りている」というのは違う**のです。いい土の栄養素をたっぷり吸い上げた緑の野菜を食べましょう。

絶対食

4

青い魚

ビタミンDに加えてEPAやタンパク質も豊富

免疫力に優れた健康体を保つには、適切なタンパク質の摂取が不可欠です。しかし、タンパク質は「肉で摂ろう」とする傾向が強いようです。

肉食が多いと、アラキドン酸という炎症を促進する脂質を増やします。体のなかで気づかないレベルの炎症が慢性的に起きていれば、それがやがてがんや認知症も含めたさまざまな病気を引き起こします。

肉はほどほどにして、代わりに魚を食べましょう。**週の半分は魚を食べ、残りは鶏肉や卵、豆類でタンパク質を摂る**くらいでいいのです。

ただ、第3章でもふれたように、マグロのような大きな回遊魚は水銀などの重金属が蓄積されていますので、多食しないほうがいいでしょう。

積極的に食べて欲しいのが、**イワシ、アジ、サバなどの小ぶりな青魚**です。これら青魚には、炎症を抑える効果があるEPA（エイコサペンタエン酸）が豊富に含まれています。

ＥＰＡは酸化しやすいため、**青魚を刺身など生で食べるのが理想**ですが、缶詰にも十分に残っているので、**サバの水煮缶**などを利用してもいいでしょう。

青い魚以外では、**鮭**もおすすめです。

できれば養殖物でないものを選んでください。アメリカのドクターたちは「アラスカのサーモンを食べろ」と言っています。アラスカ州は養殖を禁止しており、天然の質のいいものが出回っているからです。

青い魚や鮭には、ビタミンDもたくさん含まれています。ビタミンDが免疫力と深い関わりを有していることは、すでに述べた通りです。

肉と比べて魚は、調理が面倒だと感じている人も多いでしょう。しかし、スーパーの魚売り場では、頼めばたいてい下処理をしてくれます。

また、今は便利な下処理用の調理器具が１００円ショップなどで安く買えますから、それらも活用して魚をもっと食べましょう。

絶対食

5

自然薯

ＤＨＥＡで精力アップや老化予防に期待

男性ホルモンも女性ホルモンも「ＤＨＥＡ」というマザーホルモンからつくられるということは、第1章で述べました。

この重要なＤＨＥＡは、**20代をピークに低下し、70代の血中濃度は20代の20％くらいに下がってしまいます。**

ＤＨＥＡには、老化や心臓疾患の予防効果や、骨をつくる働きがあることもわかっていますから、できるだけ減らさないような食生活を心がけたいものです。

私のクリニックで用いているＤＨＥＡのサプリメントは、ヤムイモという自然薯の仲間からつくられています。

自然薯のようにヌルヌルと粘り気のある食べ物は、もともと精力がつくと言われてきました。

自然薯そのものを食べることによっても、免疫力アップ、疲労回復、虚弱体質改善などさまざまな効果が期待できます。

これは自然薯などに含まれる**ディオスゲニンという成分が、ＤＨＥＡを増やしてくれることによって起きる効果**です。

ただし、納豆同様、自然薯もすりおろしてご飯にかけがちですが、ご飯の食べ過ぎは糖質過多を招きます。

豆腐にかけたり、ふんわり焼きや磯辺焼きにしたりするなど、いろいろな自然薯料理を楽しむようにしましょう。

ほかにも、**里いも、菊いも、京いも**なども同様の効果が期待できます。

ＤＨＥＡは体内で男性ホルモンのテストステロンに変化します。

これも第1章でもふれましたが、テストステロンは活力のもととなるホルモンで、男性だけでなく、女性にも必須のものです。

疲れが残りやすい年代になったら、こうした食べ物を積極的に摂りましょう。

絶対食

6

ナッツ

酒のつまみやおやつに「高品質」を毎日一握り

アメリカで、ナッツが健康に与える影響について興味深い研究がなされました。

その研究では、19歳以上の約1万4000人を対象に、1日あたり7グラム以上のナッツを摂取する習慣のある群と、そうではない群に分けて比較が行われました。

すると、摂取する習慣のある群のほうが、**肥満度合いを示すBMI値、上の血圧（収縮期血圧）、HOMA指数（インスリン抵抗性を示す数値）などが軒並み低く、その一方で善玉コレステロール値は高い**という、非常にいい傾向が見られたそうです。

こうした研究結果は、ナッツには心臓疾患を予防する効果があるだろう可能性を示唆しています。

なお、この研究で調べられたナッツは、**アーモンド、ブラジルナッツ、カシューナッツ、ヘーゼルナッツ、マカダミアナッツ、ピーカンナッツ、松の実、ピスタチオ、クルミ**の9種類です。

ピスタチオに関しては、スペインで行われた糖尿病予備軍の人たちを対象にした、細胞の働きを調べる研究でも、好ましい結果が出ています。

4カ月ピスタチオを摂取すると、糖尿病の予防に寄与するだけでなく、細胞の寿命自体をのばすことがわかったというのです。

ナッツには、オリーブオイルにも豊富な、体にいい油脂や、食物繊維、カルシウム、カリウム、葉酸、マグネシウムといった重要な栄養素が含まれているからだと思われます。

7グラムというと、大人の手で一握りくらいです。

みなさんも、1日7グラムのナッツを小腹の空いたときのおやつ代わりに食べてはどうでしょう。

もちろん、お酒のつまみにも向いています。

ただ、**市販のミックスナッツは塩分が多く使われ、酸化した悪い油が含まれているものも**あります。できれば無塩の高品質のものを選ぶようにしてください。

ちなみに、ナッツは樹木になる実で「種実類」に分類され、豆類の**ピーナッツは仲間ではありません。**

絶対食 7

ココナッツオイル
脳の活動をサポートして認知症対策にも最適

どういう油を摂るかは、健康を考える上で非常に重要です。

いい油として、まず挙げられるのが**オリーブオイル**です。我が家の食卓にも、オリーブオイルは欠かせません。**アマニ油**もいいですね。

ただ、これら液体の油は酸化しやすく熱に弱いので、サラダにかけたり、料理に垂らすなど**生で摂るのが理想**です。

もう1つ、私がおすすめしたいのがココナッツオイルです。

ココナッツオイルは、常温で放置すると白く固まる飽和脂肪酸です。

飽和脂肪酸は、ラード、ヘッド、バターなど動物性の油がほとんどで、個体でいるからこそ酸化しにくいという利点があります。

一方で、オリーブオイルやアマニ油、ごま油など植物性の油は、常温で液体の不飽和脂肪酸です。こちらは、どうしても酸化しやすい性質があります。

植物から採れるのに、**ココナッツオイルは酸化しにくい飽和脂肪酸**。しかも、炎症を抑える働きを持つ「中鎖脂肪酸」という成分が6割以上を占めています。

炎症は、体中どこでも起こりますが、たとえば血管の炎症を抑えれば、動脈硬化や心臓疾患の予防に繋がります。

さらに、中鎖脂肪酸は、ほかの脂肪酸とは異なり、腸管からすぐに血液中に吸収され「ケトン体」という脳の神経細胞のエネルギーになります。

実際に、**ココナッツオイルを摂取することで認知症が軽減**したという報告もあるほどで、脳の働きをサポートするのに最適の油と言えます。

ただし、安価で売られている高温処理されたココナッツオイルには、体に悪いトランス脂肪酸が含まれていることがあるようです。

購入の際には、**「エキストラバージン」という表示のある低温抽出（コールドプレス）のもの**を選んでください。

なお、料理に使うとココナッツオイルの独特の香りが気になるという人は、**コーヒーに小さじ1杯くらい溶かして飲む**といいでしょう。私自身、そうしています。

絶対食

8

海藻類
腸内環境改善だけでなく免疫力アップも期待

海藻類に、食物繊維が豊富に含まれていることを知っている人は多いでしょう。そして、**食物繊維が腸内環境を整えるために重要**であるということも。

食物繊維は野菜にも多く含まれますが、その多くが水に溶けない「不溶性」です。不溶性の食物繊維は、主に便の嵩《かさ》を増やしてくれます。

一方で、わかめ、昆布、もずくなどヌルヌルした海藻類の食物繊維は「水溶性」。こちらは、腸内細菌のエサとなってくれます。

こうして、不溶性、水溶性の両方の食物繊維をバランス良く摂ることで、腸内環境はより理想の状態に近づきます。

また、**海藻類はカロリーがほとんどない**のでダイエットにも向いており、太めの男性にはとくにおすすめの優れた食品と言えます。

しかしながら、私たち医療関係者が海藻類について着目しているのは、食物繊維が豊富なことでも、カロリーが低いことでもなく、**ヨウ素（ヨード）の含有量**です。

ヨウ素は、甲状腺ホルモンの主原料であり、私たちの健康を維持する上で欠かせない栄養素です。

ヨウ素には免疫力をアップする効果があり、実際に、今回の新型コロナの被害が、欧米に比べてアジア諸国で少なかった理由について、海藻類を多く摂取することを指摘する声もあったほどです。

ただし、ヨウ素は、摂り過ぎると甲状腺機能を低下させます。かつて「根コンブ健康法」というのが流行《はや》りましたね。それによってヨウ素過剰に陥り甲状腺機能を低下させてしまう人もいたのです。

ヨウ素は、足りなくてはいけないし、摂り過ぎてもいけない、とてもセンシティブな栄養素と言えます。味噌《みそ》汁の具にワカメを用いるなどして、ほどほどに海藻類を摂取してください。

絶対食

9

発酵食品

旅先や「生」でも味わいたい日本の伝統食

世界中にさまざまな発酵食品があり、昔から人々は、それを食べて健康を守ってきました。納豆も発酵食品ですが、日本にはさらにさまざまなものがあり、その数は1000種を超えるとされます。それらをもっと毎日の食卓に並べてください。

発酵には微生物が必要で、カビ、酵母菌、細菌がその役割を担っています。納豆菌は細菌に分類されます。

発酵や腐敗は、どちらも細菌による食物の変化であり、**人にとって益があれば発酵、悪い影響があれば腐敗**と判断されます。

益があるとは、食材の美味しさを引き出すこと、保存性を高めること、栄養素の消化吸収を助けること、腸内環境を整え免疫力をアップすることが挙げられます。

発酵食品というと、すぐにヨーグルトを思い浮かべる人もいるでしょう。ただ、後述しますが、その原料となる牛乳の安全性がいろいろと議論されてもいます。

ですから、今のところ私は**味噌や酢といった調味料、ぬか漬けやキムチなどの漬物**を活用することをおすすめします。

旅先で、その**土地ならではの発酵食品**を楽しむのもいいことです。

たとえば、魚を発酵させる「なれずし」にしても、フナ、サバ、アユと地方によって素材が違い、味わいもそれぞれです。

ちなみに、**ワインや日本酒も発酵食品**です。

私は日本酒派ですが、なかでも**「生酒」**が好きです。

お酒は火入れをする段階で、どうしても酵母や酵素が減ってしまいますが、生の日本酒は生きている酵母や酵素が摂れます。

そこには、亜鉛などの栄養素も含まれています。

お酒に限らず、発酵食品はなるべく生で食べるほうがいいのです。

味噌汁をつくるときに沸騰させないように注意するのは、味わいのためだけでなく、**酵母をなるべく生かしておくという目的**があります。

絶対食

10

ファイトケミカル

1日4色を食べたい「第7の栄養素」

最近、ルッコラのような苦みのある野菜を好んで食べる人が増えました。いいことだと思います。

その苦みは、「ファイトケミカル」という物質の特徴だからです。

ファイトケミカルは「植物が持っている化学物質」などと表現されます。

自分の力で移動することができない植物が、天敵や紫外線から身を守るためにつくられた物質と考えられ、**強い抗酸化作用を有しています。**

ファイトケミカルは、6大栄養素（タンパク質、脂質、炭水化物、ビタミン、ミネラル、食物繊維）に次ぐ、「第7の栄養素」として注目を浴びています。

ファイトケミカルが豊富な食べ物を摂取することは、**免疫力を高め、がんや動脈硬化にかかりにくい体を手に入れる**ことに繋がります。

165ページに、代表的なファイトケミカルを一覧表（図㉑）にしておきました。

それを見ていただければわかるように、ファイトケミカルは食品の「**色**」が1つの判断基準になります。

表は一例に過ぎませんが、たとえば、リコピンやカプサイシンを含む「**赤**」ならトマトや唐辛子、フラボノイド類を含む「**黄**」は玉ねぎや黄色のパプリカ、ベータカロテンなどを含む「**橙**」はかぼちゃやにんじん、クロロフィルを含む「**緑**」はほうれん草や小松菜、アントシアニンを含む「**紫**」はなすや赤キャベツ、クロロゲン酸を含む「**黒**」はじゃがいもやごぼう、硫化アリルやイソチオシアネートを含む「**白**」はにんにくや大根といった具合です。

これらの7色のなかから**1日に4色くらいを目安**に食べると、いろいろなファイトケミカルがバランス良く摂れるでしょう。

なお、ファイトケミカルは、野菜や果物の皮の近くに多く含まれると言われています。**皮ごと食べられるものは、できるだけ丸ごと**食べたほうがいいでしょう。

ちなみに、カカオ豆のポリフェノールもファイトケミカルです。

おやつには、コンビニのスナック菓子ではなく、**カカオ成分の多いダークチョコレート**がおすすめです。

図21 主なファイトケミカルと効果

色	ファイトケミカルの種類	食品例	期待される効果
赤	リコピン	トマト、すいか	強い抗酸化作用
赤	カプサイシン	唐辛子	強い抗酸化、体脂肪燃焼作用
黄	フラボノイド類	玉ねぎ、黄色のパプリカ	抗酸化、血管強化作用など
橙	ベータカロテン、アルファカロテン、クリプトキサンチン	かぼちゃ、にんじん	強い抗酸化、皮膚や粘膜の保護、がん予防
緑	クロロフィル	ほうれん草、小松菜、春菊、キャベツ、抹茶	抗酸化、血液サラサラ作用など
紫	アントシアニン	なす、赤キャベツ、赤しそ	強い抗酸化、白内障予防
黒	クロロゲン酸	じゃがいも、さつまいも、ごぼう、コーヒー	抗酸化、体脂肪燃焼作用
白	硫化アリル	にんにく、長ねぎ	抗酸化、がん予防など
白	イソチオシアネート	ブロッコリー、キャベツ、大根	抗酸化、血液サラサラ作用など

絶対食

＋α

水
円滑な循環のために1日1リットルは補充

私たちの体は、およそ30兆個もの細胞からなっています。その細胞の内外には「生命の水」と呼ばれる水分が存在しています。

また、**成人の体重の6割は水分であり、これらが循環しながら、必要な栄養素や酸素を運び、不要な老廃物を体外に排出**しています。

となれば、適切な水の摂取なくして健康が保てないのは言うまでもありません。

水の摂取が足りないと、尿が濃くなるため有機物質の結晶である尿路結石ができやすくなります。細菌も繁殖しやすいため膀胱《ぼうこう》炎にかかりやすくなります。そのほか、大腸がん、心筋梗塞、脳梗塞などの疾患も生じやすくなります。

また、尿にしろ便にしろ、水が足りないと濃い状態で滞留し、がんなどを引き起こす毒性物質の濃度が濃くなります。血液もドロドロになってしまいます。

水が足りないとマグネシウムの吸収が阻害されます。ただでさえ現代人に不足しているマグネシウムがさらに欠乏します。

もちろん、熱中症対策としても水分の十分な補給が必要です。しかしながら、経口補水液やスポーツドリンクに頼れば、いらないものも摂り過ぎます。

ましてや、清涼飲料水では、糖質過剰になります。

それよりも、**いいミネラルウォーターを飲むことを基本**にしましょう。

成人男性で、1日に約2リットルの水分を消失します。食事に含まれる水分を勘案しても、**1リットルほどのミネラルウォーター**を飲むようにしましょう。猛暑の季節ならさらに増やしていいでしょう。

ちなみに、お茶やコーヒーをいれたり料理をつくったりするときの水は、水道水を使う家庭が多いでしょう。このときも、浄水器を通すことをすすめます。

日本の水道水は、諸外国と比べてきれいなことは間違いありません。それでも、微生物を除去する目的で塩素が入っています。塩素は微生物処理の最終産物（フミン質）と反応してトリハロメタンなどの発がん物質をつくりだします。

浄水場を出るときの水は水質基準をクリアしていますが、**水道管の中を長い距離流れるうちに有害金属などの不純物が混入するリスク**もあります。

1 お腹がぐーっと鳴ってから食べる

空腹にまさる調味料はないと言います。空腹を感じることは健康面ではとてもメリットのあることです。

しかし、**現代人の多くは空腹を感じる前に食べてしまう傾向にあり、それによって大事な生命維持機能が阻害**されています。その理由は大きく2つあります。

1つは、空腹でいると、栄養が届かなくなった細胞が、細胞の中の大掃除を始めます。これを**「オートファージー（自食）」**と言います。掃除されるものは、細胞内の古くなった酵素や必要がなくなったタンパク質などで、いらないものを掃除するデトックス効果を発揮します。しかし空腹を感じずに食べてばかりだと、細胞内に不要なものが溜まっていくことになります。

もう1つが、ホルモンの働きに関することです。

空腹を感じると、私たちの脳は「グレリン」というホルモンを分泌します。一方、このグレリンと拮抗的に働くホルモンが「レプチン」で、お腹がいっぱいになったと感じると出てきます。**レプチンがしっかり分泌されれば食べ過ぎることはありません。**

グレリンとレプチンという2つのホルモンが、拮抗して上がったり下がったりしながら私たちの摂食行動を調整しており、この「シーソー状態」が生じることが大事なのですが、そうなっていない人が多いのです。

さほどお腹が空いていない段階では、グレリンの分泌はわずかです。そこでなにかを食べてしまうと、レプチンもうまく分泌されません。つまり、**食べている割には満腹感を得られずに、結果として食べ過ぎて太ってしまいます。**

これは、生命体として「ダメダメ」な行動です。

ライオンなど野生の動物は、空腹のときは必死に獲物を探しますが、満腹になればそれ以上食べません。だから、**肥満のライオンなどいない**のです。

2020年6月、理化学研究所が面白い研究結果を発表しました。満腹の魚と空腹の魚を戦わせたところ、空腹の魚が勝ったというものです。満腹の魚のほうがエネルギー満タンで有利そうですが、空腹の魚には諦めないで戦い抜く力があったということです。

要するに、魚も満腹だとたるんでしまうのでしょう。

人間も同じで、少し飢えているくらいの状態のほうが神経も研ぎ澄まされ、生命体として強くいられます。実際に、**空腹を感じることで「サーチュイン」という長寿遺伝子の働きが活発になる**ことがわかっています。

健康長寿のためにも、忘れていた空腹感を取り戻してください。

カラダが喜ぶ食べ方

2　1日のリズムを知って食べる

そもそも私たちは、1日にどのくらいの量を食べたらいいのでしょう。

たとえば、オフィスワーカーなら、男性で1日1800キロカロリー相当を摂取する必要があります。

では、1日3食だとして、1800キロカロリーをどう振り分けましょう。単純に、同じ量ずつ（600キロカロリー×3回）食べるという人は少ないはず。実際には、夕食の配分が高い人が圧倒的に多いでしょう。でも、それだと具合が悪いのです。

理想は、**「日内変動」と呼ばれる1日のリズムを知って食べること**です。

私は、1日を以下のように区切って考えています。

- 午前4時～正午　「排泄」の時間
- 正午～午後8時　「消化」の時間
- 午後8時～午前4時　「吸収」の時間

これを踏まえると、**「朝夕は軽く、昼はしっかり」**に行き着きます**（173ページ図㉒参照）**。

「1日のスタートの朝食が大事だ」と考えている人が多いと思いますが、実は、午前中は排泄が主で食べ物を消化する準備が整っていません。ここでしっかり食べてしまうと、排泄に向けられるエネルギーが消化に回ってしまい、胃腸の負担が大きくなります。

まずは排泄を終え、それから軽い朝食を摂るといいでしょう。

朝を軽く済ませた分、昼食はしっかり食べてOKです。

午後は消化能力が最も高くなるいわば「やせる時間帯」。食べても太りにくく、むしろエネルギーを補充してあげる必要があります。

一方、たいていの人が重きを置いているはずの夕食は、朝食同様に軽めに済ませたほうがいいのです。夜は、体が栄養やカロリーを吸収する「太る時間帯」。ここでたくさん食べてしまうと肥満一直線となります。

また、翌朝まで胃のもたれが続きます。

夕食は軽く、しかも寝る2～3時間前までに済ませると、体調がとても良くなります。

食事の中身は3食とも、**和食の「一汁三菜」をイメージして組み立てる**といいでしょう。

もちろん、実際には和食ではないかも知れないし、品数が揃《そろ》わないときもあるでしょう。

それでも、主食、主菜、副菜を上手に選べば、5大栄養素（タンパク質、脂質、炭水化物、ビタミン、ミネラル）及び食物繊維をバランス良く摂ることができます。

つまり、**カレーライスだけ、パスタだけというようなパターンはダメ**だということです。

その上で、1日のおすすめメニュー例を挙げてみましょう。

あっさり済ませたい朝食は、炭水化物をメインに、タンパク質を少量摂ります。具体的には、**ご飯（無農薬玄米が理想です）、豆腐とわかめの味噌汁、目玉焼き、納豆、漬物と**いうところでしょう。

図22 「日内変動」とおすすめメニューの例

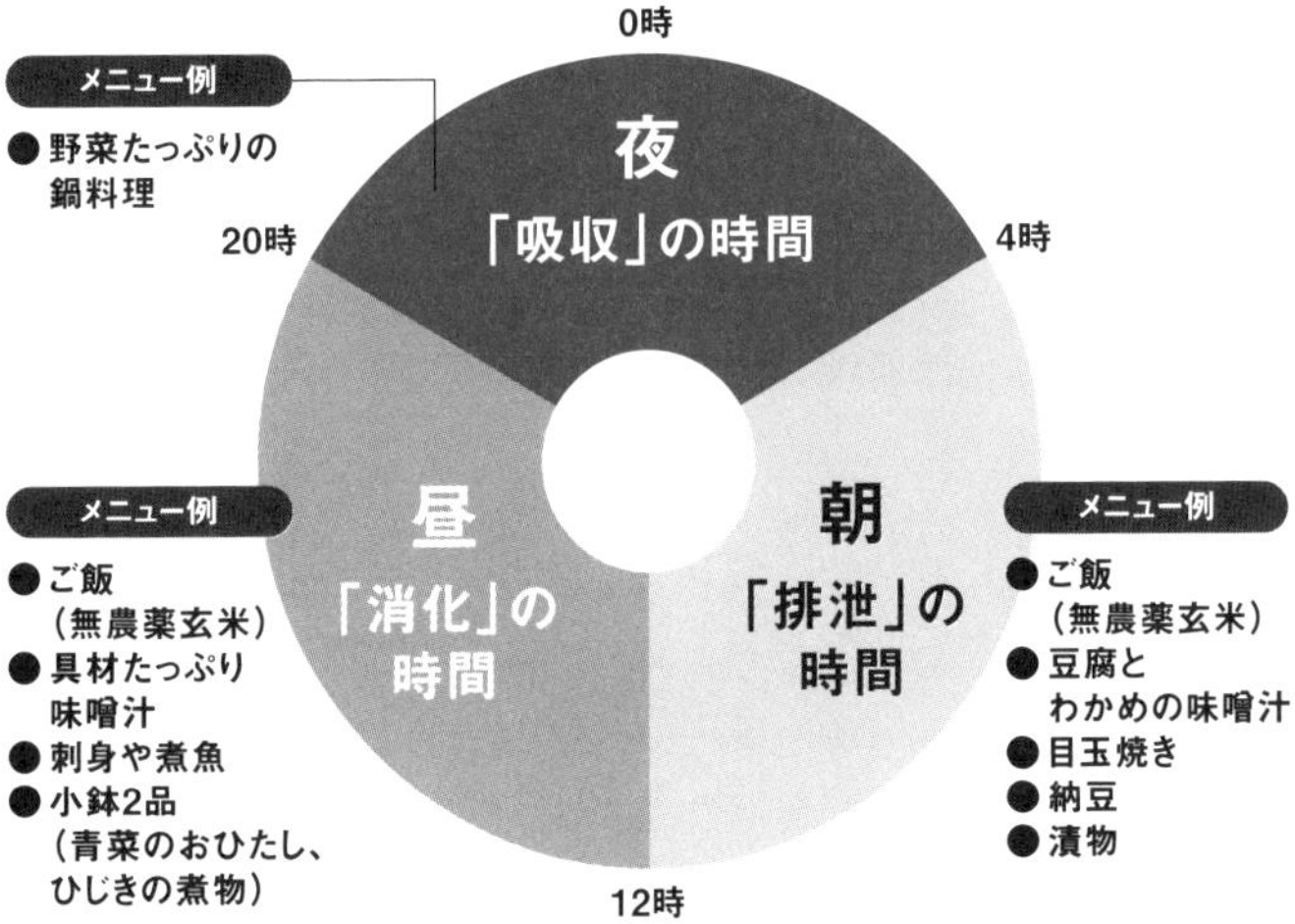

洋食なら、**全粒粉パン、野菜スープ、ゆで卵、サラダ、フルーツ**を少し添えてもいいでしょう。

しっかり食べていい昼食は、朝食とは栄養素のバランスが変わります。タンパク質をメインに考え、そこに脂質、炭水化物、食物繊維が加わるようにします。

タンパク質を摂るための**おかずは刺身や煮魚**にして、ご飯、味噌汁に、**青菜のおひたしやひじきの煮物などの小鉢が2つ**追加されたらベストです。

肉料理に、パン、スープ、サラダといった洋定食でもOKですが、なるべく副菜の品数が多くなるようにしてください。

夕食では、タンパク質と食物繊維を主にして、脂質と炭水化物は控えめにします。

夜に食物繊維を摂っておくと、腸内環境が整い翌朝のお通じが良くなります。脂質は消化に長い時間がかかり、夜たくさん摂れば睡眠の質を悪くします。また、夜は太る時間帯であり、炭水化物は控えめにするか、食べないくらいでいいのです。

かつ、全体のボリュームも昼食より軽くすることを考えると、**夕食は鍋料理がおすすめ**です。タンパク質の肉や魚はほどほどに、食物繊維の野菜をたっぷり入れましょう。もちろん、締めの雑炊や麺類はやめておきます。

カラダが喜ぶ食べ方

3 食べる順番を工夫する

あなたは今から、行きつけの店で昼食を摂ろうとしています。本書で理想とする、刺身もしくは煮魚定食を注文しました。

刺身か煮魚、ご飯、味噌汁に、わかめの酢の物と切り干し大根の小鉢がついています。栄養バランスとしては素晴らしいですね。

ただし、**その食べ順によっては残念な結果**となるので注意が必要です。

このような定食を前にして、まず、おかずとご飯を先に食べてしまう人が多くいます。とくに男性の場合、ご飯をパクパク食べて空腹を落ち着かせ、苦手な野菜は最後に渋々片づけるという姿をよく見かけます。

でも、その食べ順はNGです。先のメニュー例なら、**まずわかめの酢の物と切り干し大根**を食べてください。

というのも、ご飯やパン、麺類といった炭水化物は血糖値を上げます。

血糖値が上がると、膵臓からインスリンというホルモンが出て、上がった血糖値を下げる作用をします。

血糖値を下げてくれること自体はいいのですが、インスリンは「老化ホルモン」とも呼ばれ、いろいろ悪さもします。

つまり、**やたらと血糖値を上げてインスリンをたくさん分泌させるような食べ方はしないほうがいい**わけです。

空腹状態で炭水化物を食べてしまうと血糖値はドカンと上がり、インスリンもたくさん出ます。ところが、先にわかめの酢の物や切り干し大根といった食物繊維を摂っておくと、その後に炭水化物が入ってきても、血糖値の上がり方が緩やかになり、インスリンの分泌も抑えられます。

まったく同じメニューを完食しても、**食べ順次第で健康度が変わる**のです。

まず、野菜の食物繊維、味噌汁などの汁物、タンパク質のおかずを食べ、**炭水化物を最後にもってくる「カーボラスト」という食べ方**が、健康を考えたら最も知的です。

この観点からしても、炭水化物中心の単品物で食事を済ませないほうがいいということがわかるでしょう。

カラダが喜ぶ食べ方

4 調理法は「生」がベスト

ここまでにたびたび「生食」をすすめてきましたが、**基本的にどんな食材でも、火を通さずに生で食べるのがベスト**です。

もちろん、寄生虫が心配な豚肉や川魚などはこの限りではありません。あくまで、「生で食べられるのなら」という話です。

食材にはもともと、いろいろな「酵素」が含まれています。

加熱すれば酵素は壊れてしまいますが、生で食べると、壊れずに残っているその酵素自体が消化を助けてくれます。

また、食材は加熱すると消化に時間がかかります。

たとえば、牛ステーキはレアよりウェルダンのほうが食後に胃もたれします。それは消化に時間がかかっているからです。**消化の時間がかかれば、それだけ大切な消化酵素を無駄遣いする**ことになります。

このように、消化のことを考えたら、なるべく火を通さずに食べるほうがいいのです。

さらに、加熱することで先にも述べた「ＡＧＥｓ」という悪い物質が増えます。ＡＧＥｓは「終末糖化産物」といって、糖尿病の原因になるだけでなく、**血管、内臓、皮膚など私たちの全身を老化させ機能低下**させます（詳しくは第5章参照）。

この忌むべきＡＧＥｓは、食材を高温で調理するほど増えることがわかっており、茶色い焦げ目や焼き色が濃いところにたくさん存在します。

だから、生食が無理なケースでは、**「揚げる」「焼く」よりも「蒸す」「茹《ゆ》でる」という調理法を選ぶのがベター**です。

たとえば、アジを食べるとき、生の刺身ならＡＧＥｓはほとんどありません。でも、アジフライにすればＡＧＥｓはどっと増えます。

豚肉は、しゃぶしゃぶなら生の状態よりはＡＧＥｓが増えますが、生姜《しょうが》焼きやとんかつにするよりは少なく抑えられます。

なお、野菜の場合、生のサラダよりおひたしなど火を通すことで量を食べられるという利点はあります。それでも、加熱によって貴重なビタミン類は失われます。

カラダが喜ぶ食べ方

5 白い炭水化物を避ける

第3章で糖質のリスクについて説明しましたが、最近は糖質制限を行う人も増えています。ご飯やパン、麺類といった炭水化物を食べ過ぎれば、糖尿病をはじめとしたあらゆる病気にかかりやすくなることは事実ですので、糖質制限は健康に寄与します。

ただし、「適切なレベルであれば」という条件がつきます。免疫力を保持するためにも、一定量の炭水化物は必要です。

問題は、その炭水化物をどういう形で摂るか。それによって、あなたの健康度合いは変わってきます。

白米や、白く精製された小麦粉からつくるパンや麺類はおすすめできません。

それらは、**本来の米や小麦に含まれていたビタミン、ミネラル、食物繊維という大切な栄養分が取り去られ、ほぼ糖質のみ**となっています。

そのため、**「エンプティカロリー」**とも表現されます。

カロリーはあるけれど、それだけでなんの栄養もないという意味です。

こうしたものは、食べれば急激に血糖値が上昇し太ります。そして、太ったわりには、体は栄養失調状態になるのです。

栄養失調状態になると、脳が「もっと食べろ」と命令を出し、さらに糖質を摂るようになります。**この負のスパイラルは、あなたの免疫力をどんどん落としてしまいます。**

また、食後血糖値が大きく上昇すると、糖尿病にかかりやすくなるのはもちろんのこと、先にも述べましたが、**上がった血糖値を下げるために分泌されるインスリンの量も増え、老化が促進**されます。

さらに、**大量の糖質を分解させるために、ビタミンB群も大量に消費**します。


怖いのは、血糖値が上昇しただけでは、特段なんの自覚症状もないことです。だから、知らぬうちにたくさん食べて、体をおかしくしてしまうのです。

白米や白い食パンなど精白された炭水化物は、極力食べないほうがいいでしょう。

炭水化物を食べるときは、玄米や雑穀米、全粒粉からつくられたパンや麺類を選ぶようにしましょう。

そこには、ビタミン、ミネラル、食物繊維がそのまま残っており、「ホールフード」と呼ばれています。

もう1つ、食品の**「GI値」**という指標も参考にしてください。

GIとは、グリセミック・インデックス（Glycemic Index）の略で、食後血糖値の上昇度合いを示す指数です。

182ページに主な食品のGI値をまとめました（**図㉓**）。

炭水化物だけでなく、**じゃがいもなどの根菜類やせんべいなどのスナック類は、とくに注意が必要**です。

「炭水化物は控えめに、食べるならホールフード」。これが健康意識の高い人たちの常識となっています。

以上、これら**「絶対食」と「カラダが喜ぶ食べ方」を意識した食事術**を実践していれば、病気や老化を予防できるだけでなく、日々の体調の変化が必ず実感できるようになるはずです。

健康資産を確実に増やすための**極めて堅実な「カラダへの投資」**と考えてください。

図23 主な食品のGI値（グルコースを100としたときの平均比率）

炭水化物	GI値
食パン	75
全粒粉パン	74
白米	73
玄米	68
うどん	55
雑穀パン	53
チャパティ	52
スイートコーン	52
スパゲッティ	49
大麦	28

果物類	GI値
すいか	76
パイナップル	59
バナナ	51
オレンジジュース	50
いちごジャム	49
オレンジ	43
りんごジュース	41
りんご	36

野菜	GI値
じゃがいも（ゆで）	78
かぼちゃ（ゆで）	64
さつまいも（ゆで）	63
野菜スープ	48
にんじん（ゆで）	39

乳製品	GI値
アイスクリーム	51
フルーツヨーグルト	41
牛乳	39
豆乳	34

スナック類	GI値
せんべい	87
ポップコーン	65
ポテトチップス	56
チョコレート	40

砂糖	GI値
ぶどう糖	103
ショ糖	65
はちみつ	61
果糖	15

参考：Fiona S. Atkinson, Kaye Foster-Powell, and Jennie C. Brand-Miller in the December 2008 issue of Diabetes Care, Vol. 31, number 12, pages 2281-2283.

第 5 章

間違った「健康信仰」は自爆を招く

老化を防げば免疫力も高まる

酸化、糖化、ホルモン変化に注意！

新型コロナは、あっという間に悪化して命を落とす患者さんがいる一方で、感染してもなんの症状も出ない人たちが、かなりの割合で存在することがわかっています。

自覚症状のない「不顕性」の人や、症状の軽い患者さんは圧倒的に若い世代に多く、高齢者ほど重症化しやすいことも新型コロナの大きな特徴です。

もっとも、新型コロナに限らず、どんな病気であっても高齢者は重症化しやすいリスクがあります。

では、人はいつから老化するのでしょう。

すでに20代から徐々に老化は始まり、日々を過ごすなかでそれを加速させます。もちろん、過ごし方次第で、老化の加速度合いはまったく違ってきます。

同じ60歳でも、40代に見える人もいれば、すっかり衰えて高齢者然としている人もいるでしょう。

老化には加齢などによる「止められない老化」と、食事や生活習慣の見直しによって「防ぐことができる（止められる）老化」があります。止められる老化を加速させてしまう原因には、大きく次の3つが挙げられます（187ページ図㉔参照）。

❶ 活性酸素による「酸化」
❷ タンパク質の「糖化」
❸ 「ホルモン分泌」の変化

「酸化」とは、いわば体が錆びること。

屋外に放置された自転車は、錆びるのが早いでしょう。あれは、鉄が大気中の酸素や水分と、どんどん結びついてしまうからです。錆びると、頑丈だったはずの鉄の部品もボロボロと崩れやすくなりますし、ギシギシと動きにくくなります。

それと同じことが体でも起きます。

乱れた食生活やストレスによって、私たちの体内では「活性酸素」という、電子が1つ欠けた不安定な酸素分子が発生します。そして、不安定な自らを安定させるために、活性酸素はほかの細胞から電子を引き抜きます。

それによって、**電子を引き抜かれた細胞は傷つき、さまざまな老化現象を起こします。**

これが、体の錆です。

活性酸素は次の5つの習慣によって大量発生します。

❶ 喫煙
❷ お酒の飲み過ぎ
❸ 激しい運動
❹ 食べ過ぎ
❺ ストレス

タバコや暴飲暴食、ストレスが体によくないということは、多くの人が知っているはずです。**加えて運動を頑張り過ぎるのも逆効果**なのです。

図24 老化を加速させる3つの大敵

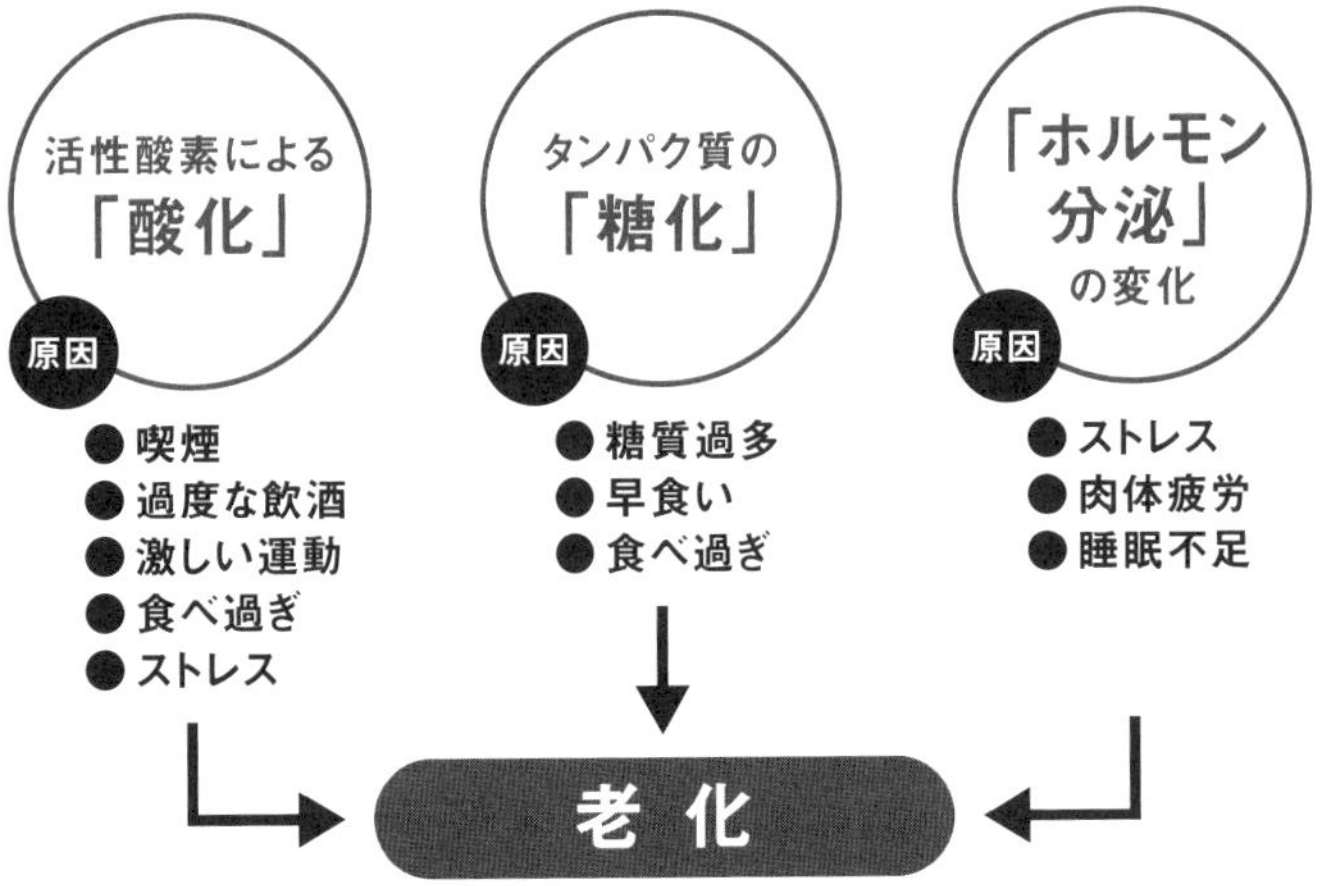

活性酸素は、ファイトケミカル（163ページ参照）などの抗酸化物質を積極的に摂ることで、消去していくことができます。

一方、**「糖化」とは、体が「焦げること」**とも表現されています。こちらは、細胞内のタンパク質が糖と結びつくことで起きます。

タンパク質は立体的な三次元構造をしており、さまざまに動くことができます。ところが、間に糖が入るとくっつきあって自由に動けなくなり、タンパク質の大切な働きが止まってしまいます。それによって、代謝も悪くなり細胞自体の機能も低下します。

このような、タンパク質が糖と結びついて起きる変性部位では、繰り返し述べてきた**「AGEs」という老化物質がたくさん産出**されます。

たとえば、皮膚のシミも糖化によって起きた一種の「焦げ」ですが、そこにはAGEsが溜まっているのです。

ここで忘れてはならないのは、私たちの体では、さまざまな酵素が働き体の調子を整えていますが、酵素をつくっている重要な成分はタンパク質だということです。

第3章で、糖質の摂り過ぎに警鐘を鳴らしてきたのは、**糖を摂ればそれだけAGEs**

をつくるリスクが高くなり、全身の老化が進みやすくなるからです。

糖化を防ぐためには、少なくとも次の2つのことを心がけてください。

❶ 糖質の多い食材を控えめにする

お菓子やジュースといった甘いものはもちろん、穀類、いも類などを食べ過ぎないようにしてください。

❷ ゆっくり時間をかけて食べる

早食いは血糖値を急上昇させ糖化を進めます。また、満腹中枢へのサインが届きにくく食べ過ぎてしまう結果となります。**1回の食事には最低でも20分**はかけてください。

いずれにしても、酸化と糖化は老化を進める〝両横綱〟と言えます。

とはいえ、私たちは生きていくために酸素を必要とし、また、エネルギーを得るために糖質は欠かせません。つまり、生きていることそのものが、老化を進めてしまうのです。

だからこそ、意識するとしないでは、その人の老化のスピードがまったく違ってくるわけです。

ホルモン分泌の変化による老化

ＤＨＥＡというホルモンおよび、そこから産生される男性ホルモンの重要性については、第1章でもふれました。

そこでは、男性ホルモンの年代や時間帯による違いを紹介し、いかに働き盛りの世代の男性ホルモンが危機的状況にあるかをお伝えしました。

ここでは、マザーホルモンであるＤＨＥＡの年齢別分泌量を見ていきましょう。

ＤＨＥＡは男女ともに20歳の頃がピーク。そして、加齢とともに減少していきます。

ただ、その減り方には男女差があり、女性は年齢を重ねるごとに減少していく感じです。

一方、**男性は30代半ばからガクンと減ります（左ページ図㉕参照）**。

その最大の原因はストレスです。

強いストレスがかかると、それに対応するためにストレスホルモンが大量につくられますが、その材料はコレステロールです。**ＤＨＥＡも同様にコレステロールからつくられるので、材料不足になってしまう**わけです。

図25 加齢による血中DHEA濃度の変化

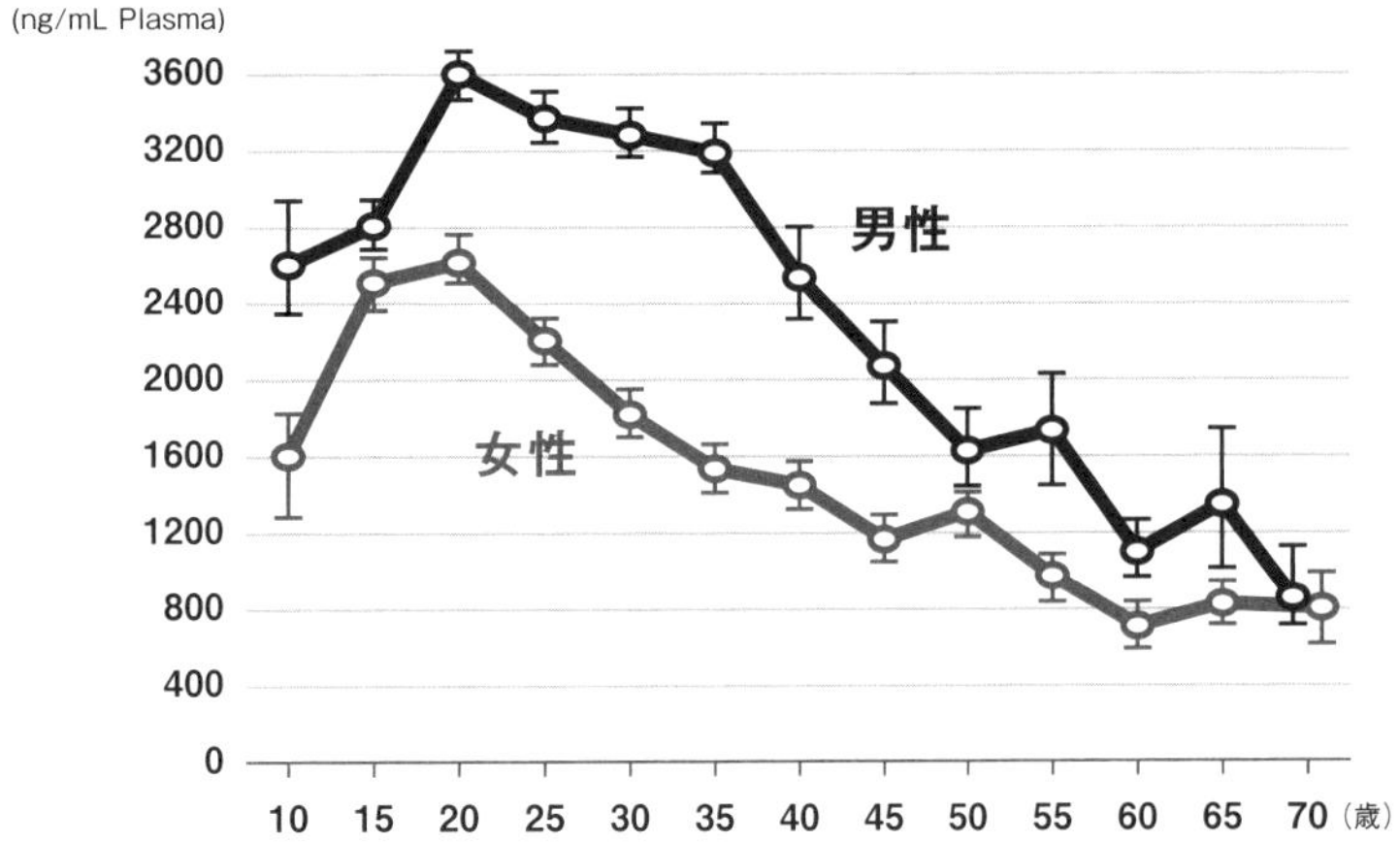

参考：Finch and Mobbs,in Biological Markers of Aging 1982 p30-41

ＤＨＥＡの血中濃度が下がると、次の３つの体調変化も出てきます。

❶ 筋肉量や筋力が低下する
❷ 免疫力が低下する
❸ 意欲が低下する

どれも、働き盛りの年代にとって致命的。**休養や睡眠をたっぷりとり、ストレスを減らすことはとても重要**です。また、第４章でもふれたように、自然薯などを積極的に食べるのもいいでしょう。なお、一口に「ホルモン」といっても多種多様で、私たちの体は**いろいろなホルモンが複雑に働き合うことで健康や免疫力を維持**しています。

たとえば、血糖値を下げるために分泌されるインスリンもホルモンの一種です。

一方で、緊張状態に置かれると分泌されるコルチゾールというホルモンには血糖値を上げる働きがあります。

コルチゾールは、外敵から生命を守るために不可欠なホルモンですが、過剰に分泌されるとＤＨＥＡの分泌を抑制してしまいます。

また、若さを保つには、ｈＧＨ（ヒト成長ホルモン）が必要で、このホルモンは大人になっても分泌されます。**ｈＧＨは睡眠と深く関わっており、ぐっすり眠っている夜間に、そのほとんどが分泌**されます。さらに、睡眠の質を上げるためにはメラトニンというホルモンの働きが必須です。

ここに挙げたのは一例に過ぎず、このように、さまざまなホルモンが関与し合いながら適切な働きをしています。しかし、ストレスの多い現代人は、ホルモン分泌のバランスが崩れ、体調が整わなくなっているのです。

健康の「古い基準」に惑わされない

血圧やコレステロール値はその変化に注目！

50歳あたりから、健康診断でコレステロール値や血圧の上昇を指摘される人が増えます。コレステロール値や血圧が高いと、それだけで命取りになる心臓疾患や脳疾患にかかるかのように脅されたりもします。

健康診断などで両者の古い「基準値」を示されながら、あれこれ指摘される方も多いと思いますが、私はそんな**古い基準に従う必要はない**と思っています。

コレステロールについては、今も新しいことがどんどんわかってきています。これまでＬＤＬとＨＤＬを、それぞれ悪玉と善玉と表現し、ＬＤＬ値は低いほどいいと考えられ、高い場合は薬で下げることも行われてきました。

しかし、どうやらそんな単純なものではないようです。

最新の研究では、心筋梗塞など心臓血管障害の直接の原因は、ＬＤＬ値が高いことではなく、組織の炎症であることがわかっています。その炎症を修復するためにＬＤＬが増えているのであって、すなわち**ＬＤＬは組織の修復に必要なもの**と言えます。

それを**薬で下げてしまうのは危険**だと私は考えています。

一方で、血圧はどうでしょう。血圧の基準値は何度か見直しがなされ、そのたびに厳しくなっていきました。そして、そのたびに「高血圧患者」が大量に生まれ、降圧剤がものすごく売れるのです。

現在、上（収縮期）の血圧がＷＨＯ（世界保健機関）の基準で１４０、アメリカ心臓学会の基準で130を超えれば高血圧と判断されますが、それは厳しすぎ。

私は、**上の血圧の目安は、「年齢＋90」**くらいが適切と考えています。60歳の人ならば「60＋90」で150までをOKとしていいでしょう。

さほど高くもない血圧を、無理に薬で下げるとどうなるか。血流が低下します。もちろん、脳の血流も低下します。

しかし、脳の健康を保つために、血流低下は問題が大きいのです。

血圧の基準が厳しくなって降圧剤を飲む人が増えたことで、たしかに脳溢血の患者さんは減りました。一方で、脳梗塞の患者さんは増えています。つまり、**脳の血管は切れにくくなっても、逆に詰まりやすくなっている**と推測されます。

また、脳の血流が悪くなることで視力の低下も招きます。

思考力も落ちてぼーっとします。実際に、私の患者さんを見ていても、血圧は基準値より少し高めくらいの人のほうが、いきいきと若々しい印象があります。

もちろん、高過ぎる血圧はさまざまな病気を呼びます。**上の血圧が180を超えるようであれば放置してはなりません。**

そういう意味でも、家で血圧を測るのはいい習慣です。

朝起きてトイレに行った後と、夜寝る前の2回測れたら理想です。

このときに、「厳しい基準をクリアしないと」と思うと、それだけで緊張して余計に血圧は上がってしまいます。「ちょっと高いくらいなら気にする必要もないんだ」と思えばリラックスできるでしょう。

なお、朝晩両方の時間帯に測ると、たいていの人は朝の血圧のほうが高いことに気づくはずです。朝は活動を始めるために交感神経が優位になるので、血圧も上がるのは当然のことです。

ところが、とくに働き盛りの年代では、夜のほうが高い人がときどきいます。**日中のストレスが強く、夜になっても興奮状態に置かれたままで**、副交感神経が優位にならないのだと思われます。

コレステロール値や血圧について、古い基準値と比べて右往左往することはありません。**大事なのは自分の数値の変化の度合い**です。

自分自身でしっかり向き合っていきましょう。

殺菌や滅菌のやり過ぎは逆効果！

腸内細菌の種類が豊富なら健康

最近は「腸活」という言葉も広まってきましたが、腸内環境が健康に与える影響は大きいものです。私たちの腸内には、だいたい1～2キログラムもの腸内細菌がいると言われています。しかも、量だけでなく驚くのはその種類の豊富さです。**健康な日本人の平均は、約1000種（100兆個）**にも及びます。

そして、私たち人間が細胞に有している遺伝子の、100倍もの遺伝子を腸内細菌は持っていることがわかっています。

となると、私たち人間は、**自分の意思というよりも腸内細菌に動かされている**と考えていいくらいです。

そのときに、いろいろな腸内細菌がバランス良く生息していれば、欲する食べ物もバランス良くなるでしょう。

では、偏っていたらどうでしょうか。偏った食事へと突き動かされていくことでしょう。常に「甘い物が食べたい」という欲求に突き動かされている状態「シュガークレーバー」も、**腸内細菌の偏りが影響**しているのかも知れません。

腸内細菌の世界も人間社会と同じで、いろいろなタイプが必要なのです。

ところが、ある研究では**人々が保有する腸内細菌の種類がどんどん減ってきていること**がわかっています。

仮に母親に1000種類の腸内細菌がいるとすると、その子どもは100種類に、孫になると10種類しかいないというくらいの劇的変化が起きていると言われます。

それはなぜか。その研究者らによれば、**幼少時に抗生物質を多用することが1つの原因**とされています。

一般的に腸内細菌が減ってしまう最大の原因は、「清潔すぎる」ことにあります。清潔はいいことですが、それはイコール「殺菌・滅菌」を指すのではないはずです。

昔は、今のように食べ物を菌から遠ざける環境ではありませんでした。

肉も魚も野菜もパックされておらず店頭で包んでくれましたし、味噌などの調味料も量り売りが主でした。だから、いい意味で私たちは、知らず知らずのうちにいろいろな雑菌も取り入れ、結果的に腸内細菌の種類も豊富だったのです。

ところが、今はさまざまな加工によって、**いい細菌まで殺され、害のある添加物ばかり口に入れています。**

土壌学の専門家である横山和成氏によると、わずか1グラムの土の中に1兆個もの細菌がいるそうです。そして、それが減ってくると土の植物を育てる能力も落ちるそうです。

横山氏は、「土は私たちの腸と似ている」と述べています。

いい土壌にはたくさんの種類の細菌がいて、その土壌から栄養をもらった野菜はよく育ちます。同様に、私たち**人間は小腸から栄養を吸収しますが、腸内細菌の種類が豊富なら、私たちは健康でいられる**のです。

もう1つ、先ほどもふれたように現代人が**普段から抗生物質に頼り過ぎていることも、腸内細菌に悪い影響**を与えています（**201ページ図㉖参照**）。

抗生物質は菌を殺しますから、当然のことながら腸内細菌の種類も減らします。また、抗生物質の濫用で耐性菌が増えているのも問題で、ようやく、厚生労働省が、**風邪の患者などに安易に抗生物質を処方しないように指導し始めた**ところです。

一方で、世界全体に目を向ければ、抗生物質の6～7割は人間ではなく畜産に消費されています。**牛や豚がまだ子どもの頃に抗生物質を与えると大きくなるために、多くの畜産現場で使われている**のです。

そうやって育てられた動物の肉を多食することで、私たちの体に悪影響が出ないとは考えられません。

体にいい細菌とは「共存する道」を選ぶ

日本人は清潔好きですから、そこには大きなニーズがありますね。テレビＣＭを見ていると、トイレはもちろん、ソファもカーペットも食器を洗うスポンジもばい菌だらけで、放置しておくと大変なことになりそうです。

さらに、身だしなみを気にする若い女性やビジネスパーソンは匂いについて敏感です。「もしかしたら、あなたは臭いかも」と脅かされたら、不安な気持ちになるでしょう。

そして、みんなやたらと殺菌スプレーや消臭スプレーを振りかけているわけです。こうした状態について、ちょっと冷静に考えてみる必要がありそうです。

図26 抗生物質の良い影響と悪い影響

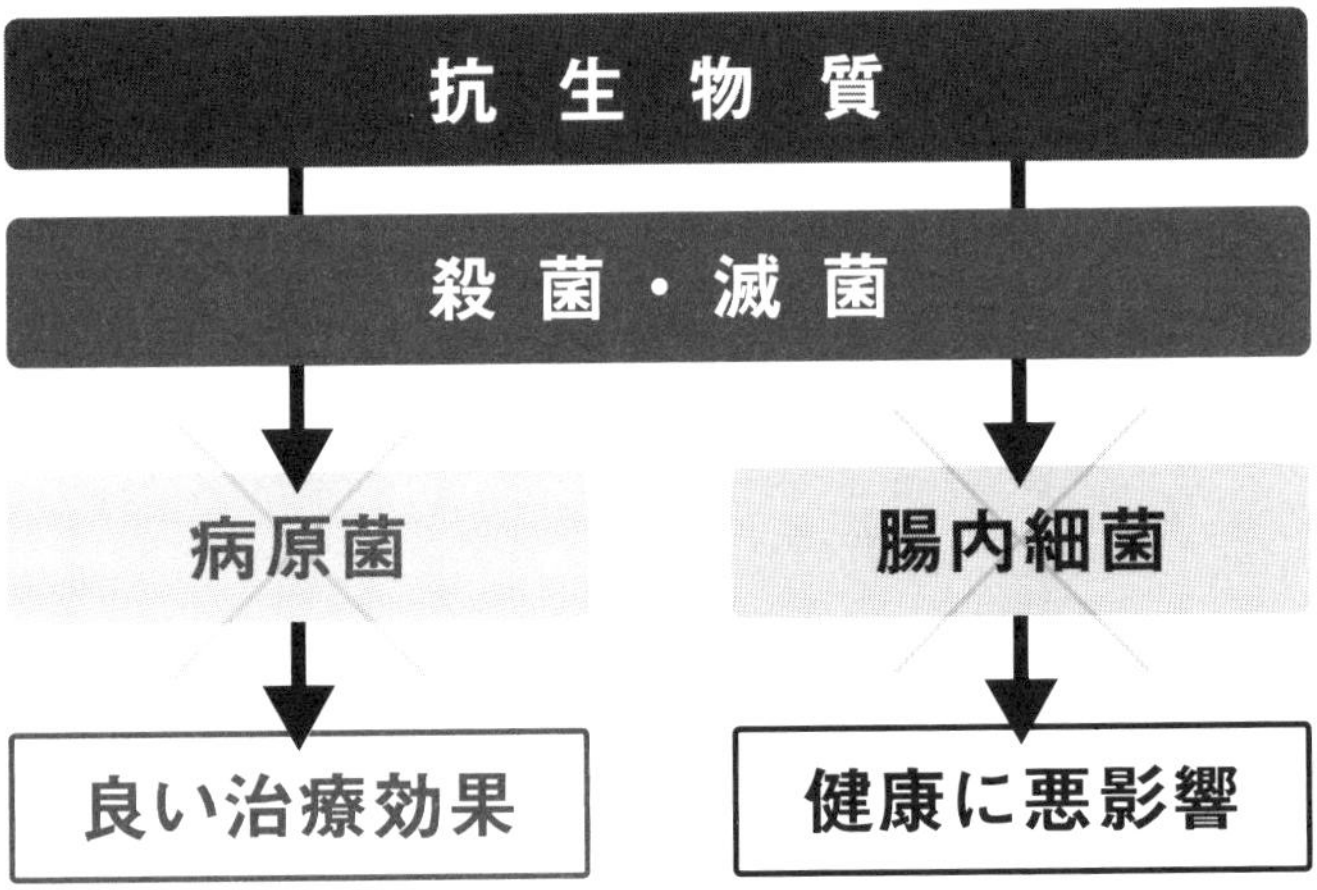

もちろん、新型コロナのようなウイルスは、できるだけ退治しなくてはなりません。しかしながら、多くの細菌はいい作用もしています。**いろいろな種類が混在することで一定のバランスを成立**させており、それを崩してはいけないのです。

たとえば、胃にピロリ菌がいたら、たいていの人が慌てて除菌します。ピロリ菌は胃がんの原因となる悪者と刷り込まれているからです。

しかし、ピロリ菌は悪さばかりしているのではありません。**ピロリ菌がいることで、空腹時に胃酸が増え過ぎないという利点**もあります。

これを除菌してしまうと強い胃酸に晒され、逆流性食道炎を起こしやすくなります。そして、結果的に食道がんにかかりやすくなるのです。胃がんと食道がんでは、治療の大変さも予後もまったく違います。私なら、**ピロリ菌と共存する道**を選びます。

ホルミシス効果で免疫力を高めよう

鳥取県の三朝《みささ》温泉周辺は、長寿者が多いことで知られています。ラドン温泉である三朝の湯の**「ホルミシス効果」**ではないかと思われます。

ホルミシス効果とは、高濃度あるいは大量だと有害な物質を、微量用いることで有益な効果をもたらすというものです。

がんの治療効果で有名な秋田県の玉川温泉も、やはり放射性のラジウム温泉です。ラジウム温泉では、放射線が微量、放出されています。

それを体内に取り込むことで免疫力が高まるのです。

このように、**私たちの免疫力は、ただ甘やかされるのではなく、ちょっと刺激を与えられたほうが「はっ」と目覚め、いい働き**をします。

食品にもホルミシス効果を持つものがあります。

ピリッとした刺激を感じる香辛料やわさび、唐辛子、生姜、にんにくなどがその代表です。これらは、大量に摂れば胃腸を荒らします。

しかし、**少量摂れば、その刺激で食事自体が美味しくなるだけでなく、消化も助けられ、免疫力もアップ**します。

ホルミシス効果を享受する上でも、オールオアナッシング思考はダメ。

刺激のあるスパイス類も、最適な量を、最適なタイミングで摂る知性を磨きましょう。

ワクチンを過信してはいけない

食事で免疫力を
高めることが重要！

インフルエンザの流行期前に、必ず予防ワクチンを打つという人もいるでしょう。

ワクチンは、その感染症の病原体（抗原）を弱毒化し、あえて少しだけ体に入れ抗体をつくるというものです。**抗体ができれば、その感染症にかかりにくくなります。**

しかし、一口にワクチンと言っても、その目的や効果はさまざまです。

結核予防のＢＣＧワクチンや、はしかや風疹《ふうしん》を予防するＭＲワクチンは、１回の接種でよく効きますし、集団を守る（社会に流行させない）という意味でも重要な役割を担っています。

一方で、インフルエンザワクチンはそうではありません。毎年、接種しなければならないし、接種してもかかってしまう人はたくさんいます。

それにしても、ワクチンを接種したにもかかわらず、インフルエンザに罹患《りかん》してしまうのはなぜなのでしょうか。

これには2つの理由があります。1つ目は、ワクチン接種をしても有効な免疫反応が起きないローレスポンダーと呼ばれる人がいること。

ワクチンという弱毒化した抗原を体に入れるのは、負荷をかける一種のトレーニングのようなものです。しかし、もともとそのトレーニングを受ける能力がない体だと、どうにもなりません。

2つ目は、ワクチンと流行するインフルエンザの型が一致していなかった場合です。

また、効果以前の問題として、**ワクチンが持つ危険性も無視できません**。

ワクチンは「培養」の技術でつくられます。その培養の過程では、専門用語でコンタミネーション（contamination）と呼ばれる汚染がどうしても起きる可能生があります。完全無菌化はできません。

そのため、**マイコプラズマというウイルスと細菌の中間のようなものがワクチンに入り込んでしまう可能性**も指摘されています。

これからも、新型コロナウイルスのような病原体はいろいろ出現してくるでしょう。

そのときに、きちんとした食事をして免疫力を整えておけば、たとえワクチンが開発されていない段階でも、感染しないか、感染しても軽症で済む可能性が高くなります。

では、ワクチンが開発されたらどうでしょうか。それを接種した効果を最大にできるのも、副作用を最小に抑えるのも、あなたの免疫力です。

不確実なワクチンに頼るより、まずは普段からの食事でしっかりした土台をつくっておきましょう。

太るとは自ら「死」に向かうこと

メタボリックドミノが行き着く先は？

ある製薬会社では、週に1回、出社時の体重計測が従業員に義務づけられています。そして、そこからはじき出されたＢＭＩ値が、社内で記録・管理されるのだそうです。

健康に関わるビジネスを展開する企業として、太っていないかどうかは、その従業員を評価する要素として欠かせないものなのでしょう。

もっとも、企業に管理されるまでもなく、誰にとっても太らないことは重要です。**肥満は、体の健康はもちろんのこと、脳の健康も害します。**

実は、細胞の代謝の上で筋肉と心臓と脳は繋がっていて、その仕組みによって私たちはエネルギー切れを起こさず動けるわけです。

だから、筋肉量を維持することは大事で、それができないと心臓も弱り、脳も働かなくなっていきます。

第1章で、筋肉と脂肪はもとの細胞が同じだという話をしました。つまり、**脂肪を増やしてしまう人は筋肉を維持できない人であり、心臓にも脳にも危険信号が灯る**のです。

「太れば太るほど、脳が小さくなる」と私のアメリカ人の恩師は言っていましたが、少々表現が過激ですが、まんざら嘘ではないのかも知れません。

とくに、流動性知性（fluid intelligence）への影響が大きいことが、イギリスの研究でわかっています。

流動性知性とは、臨機応変に事態に対応できる判断能力のようなものを指します。

流動性知性と相対的なのが結晶性知性（crystallized intelligence）で、結晶という言葉の通り動かずに存在する知性、いわばテストやクイズでいい点数を取れる能力です。

以前の日本社会では、結晶性知性の高い「物知り博士」が評価されました。しかし、これからの時代、結晶性知性はあまり必要とされません。

なぜなら、知らないことはインターネットで調べればいいわけですし、ＡＩ（人工知能）がなんでも教えてくれるでしょう。

一方で、**流動性知性は非常に重要視される**でしょう。未知のウイルスはこれからも出てくるし、地震や台風といった自然災害も増えると考えられます。そのときに、どう動くべきかを素早く判断できなければ生き残れません。

もちろん、ビジネス環境も激変するでしょうから、そこで勝ち抜いていくためにも流動性知性を低下させるわけにはいきません。

さらに、脂肪（とくに男性に多い内臓脂肪）が増えると、血圧が上がったり、血糖値が高くなったり、動脈硬化が進んだりと、体にとってネガティブなことが将棋倒しのようにどんどん起こります。これを**「メタボリックドミノ」**と言います。

食事や生活習慣の乱れから始まるメタボリックドミノは、最後は致命的な心臓疾患や脳疾患、腎臓病などに行き着きます**（左ページ図㉗参照）**。

つまり、**内臓脂肪が増えると、自らその個体が死ぬような方向に働く**のです。

図27 メタボリックドミノは怖い

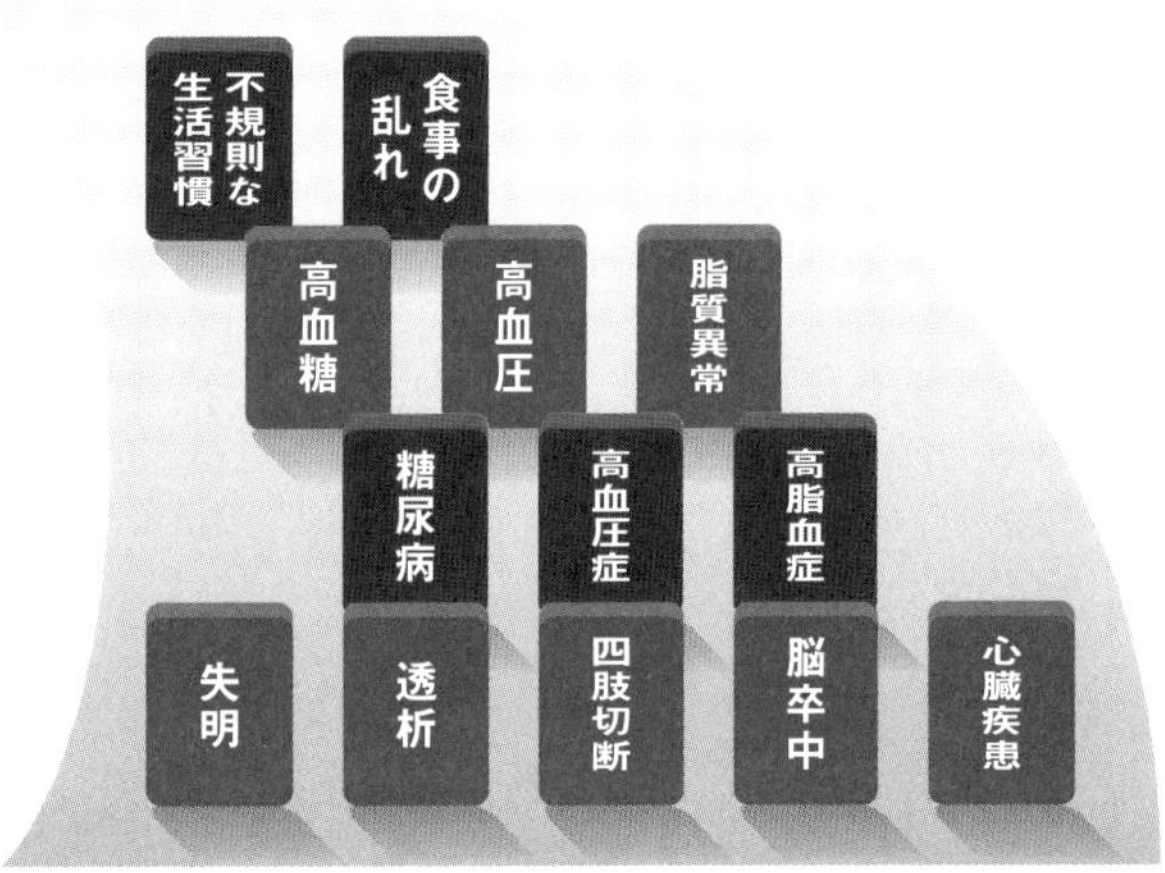

参考：伊藤裕：日本臨牀,61(10),1837-1843,2003

生物学的に見ても、一個体が他の生物の食べ物をガツガツ食べて脂肪を溜め込んでいるようでは、その生物種全体にとって「益」のあることではないので、そうした個体は自然消滅するような仕組みがあるのかも知れません。

おそらく、それと同じことが個人の体の中でも起きていて、いわば**「自爆システム」**が働くのではないかと私は考えています。

自分の「主治医」になる自覚が必要

「牛乳は体にいい」信仰が逆効果の例も！

ある人にとってはなんともない食べ物が、別の人にとっては害をもたらすことがあります。アレルギーはその最たるものです。

以前、私のクリニックに関節の痛みに悩む女性がやってきました。リウマチでもなく、原因がわからずに長く苦しんでいたようです。

詳しく調べてみると、牛乳と卵白に非常に強いアレルギー反応が見られました。そこで、それらの摂取をやめてもらうと症状はきれいに消えてしまいました。

その女性は「牛乳は体にいい」と信じ、毎日せっせと飲んでいたそうで、それが逆効果だったわけです。

最近、自閉症の子どもが増えていますが、これも食べ物と無縁ではありません。

自閉症の子どもの尿を調べると、牛乳のカゼインや小麦粉のグルテンなどのタンパク質が代謝されたものが検出され、一部、腸管から血液に入り脳に運ばれることがわかっています。

これらの食べ物が、代謝の過程で特定の子どもたちの体に悪さをするのです。

実際に、**カゼインが出てくる子は牛乳の摂取を、グルテンが出てくる子は小麦粉の摂取をやめてもらうと、多動症などの症状がかなり改善される**ケースが報告されています。

このように、同じ自閉症であっても細部は多様。自閉症に限らず、どんな病気に関しても、一人ひとりが自分の食事について、自分で考えていかねばなりません。

ちなみに、**男性では「鉄分補給」は必要ありません**。ところが、彼らはレバーなどが好きで、むしろ鉄過剰に陥っています。

鉄過剰は、全身の酸化ストレスを増やす原因となります。「肝臓を守るために、酒を飲むときはレバーを食べるようにしている」というのは、相当トンチンカンな行為です。

一方で、生理がある若い女性は、鉄分が足りなくなりがちですから、オジサンとは違ったフォローが必要です。

私のクリニックの血液検査で調べるミネラル代謝の項目に、**「血清鉄」**と**「フェリチン」**があります。

血清鉄は血液中の鉄の量。言ってみれば財布の中のお金です。一方、フェリチンは鉄を貯蔵しているタンパク質の量であって、銀行の預金残高みたいなものです。

仮に、財布の中のお金が空になっても、銀行にたっぷり預金があれば大丈夫ですね。だから、血清鉄よりもフェリチンの値をよく見ていくことが重要です。

しかし、このフェリチンを健康診断で調べることはなく、生理がある女性は気をつけないとすぐに低下します。

このように、年齢や性別によって、あるいは個人が置かれた状況や生活環境によって、**丁寧にチェックすべき項目は違ってきます。**

しかしながら、一般的な健康診断にそれを望むことは難しい。

だからこそ、最後は一人ひとりの意識がものを言うのです。

もはや、あくまで**「主治医は自分」**という自覚を持つことが必要な時代なのかも知れません。

あなたの免疫力を上げてくれるのは、あなたしかいません。

あなたの健康を維持してくれるのも、老化を予防してくれるのもあなたしかいません。

現代人が生きていくなかで、**最も大きな喜びや楽しみである一方、最も気を遣わなければならないのが食事**です。

あなたの食事や生活スタイルを決めるのは医者でも栄養士でもありません。

最終的には**あなた自身で判断し、実践、管理していく気構え**が必要なのは言うまでもありません。

おわりに

優れた免疫力こそ究極の「資産」

最後までお読みいただき、ありがとうございました。

「健康は失って初めてそのありがたみがわかる」というように、健康であることは当たり前のことではありません。

少しニュアンスは異なりますが、同じような意味の言葉に**「一病息災」**があります。病気を持っていると、健康管理に対してより積極的になることで、かえって長生きができるというものです。

コロナ禍において、私たちは失うばかりでなにも得られなかったのかというと、そのようなことはありません。自分や家族の健康をどう守るかについて、多くの人がこれまでになかったレベルで健康管理や感染予防について真剣に考えたはずです。「一病息災」まではいかなくても、自身の生活を見直された方も多いのではないかと思います。

先にも述べましたが、感染者の半数近くは、症状が出ない不顕性感染であることが明らかになってきています。不顕性感染は、ウイルスが体内に侵入しても、病的症状を呈するまでに重篤にならないことを意味します。若者に多いとはいえ、**働き盛り以降の世代でも、「ひどくなる人と軽く済む人」**が存在します。

いったい、なにがウイルス感染による「その後の病状」を左右するのでしょうか。

繰り返しになりますが、その違いは、個々人の免疫力によるところが大きく、だからこそ「免疫力を高く維持することがいかに大事であるか」について、本書では、できるだけわかりやすく述べてきたつもりです。

優れた免疫力を保持していれば、新型コロナのような未知のウイルスであろうと、細胞のがん化であろうと、適切に処理してくれる。保持していなければ、小さなことからも命に関わる大問題に発展する。

優れた免疫力は、どんなものにも勝る「健康資産」と言えます。

このかけがえのない資産を増やすための投資にあたるものが、日々の食生活です。

日本が誇る医療保険制度は、世界一の保険制度です。アメリカなど他の欧米諸国の高額医療費について一度でも体験したことがある方は、そのありがたさを実感していることでしょう。

しかし、国民皆保険制度の弱点は、**健康は自分でつくり上げるものであるという意識を薄めてしまった**ことです。

医療が安くて当たり前になってしまうと、いつの間にか自分の健康管理に対する意識も緩んでしまいます。

100歳まで「自力で生活できる人」の秘密

本書を手に取ってくださった方なら**「健康寿命」**という言葉は、すでにご存じでしょう。健康寿命とは、介護や人の助けを借りずに、食事、入浴、排泄など日常的な生活を自力で送ることができる期間を指します。

ところが、「長寿大国」日本では、平均寿命と健康寿命の「差」が問題になっています。厚生労働省の報告によると、2018年の日本人の平均寿命は男性81歳、女性87歳です。

ところが、健康寿命となると、男性72歳、女性75歳まで下がってしまいます。

つまり、**男性で約9年、女性では約12年もの「自力で生活できない日々」**があるのです。

一方で、**１００歳まで自分の頭で判断し、自分の歯で食べ、排泄も入浴も助けを借りずに暮らしている人もたくさん**います。

この差はどこから生まれるのでしょうか。

私自身は、個人個人の日々の生活習慣の積み重ねによって生まれると考えています。

生活習慣とは、「食事」「運動」「心」「睡眠」という基本的な4つの柱のことです。

なかでもいちばん重要な「食事」の内容について、本書では現代の日本人の体質や生活習慣も踏まえ、できるだけ掘り下げて説明してきました。

私たちの体は、**寿命という期限が限られた「借り物」**です。

いってみれば「終身レンタカー」のような存在。レンタル期間中、この便利な借り物をどのように取り扱うか、生かすも殺すも、最終的には借り主の判断次第なのです。

そして、**車のガソリンに相当するものが、日々の食事**になります。適切な栄養素を摂ることができなければ、体は完璧に機能することができません。

必要な栄養素を適量摂取し、有害なものはできるだけ摂らないようにする。

シンプルですが、なかなか難しい生活習慣でもあります。


「栄養医学は医学のすべてに通じる学問」――ハーバード大学時代の恩師、ウィルモア教授の教えです。免疫力の維持増強が必要とされる現在、まさに重要な教えです。

自分自身の健康状態を把握し、栄養状態の管理を行うことは、感染予防対策になるだけでなく、ひいては健康長寿へと繋がる確実な方法です。


最後に発明王と言われたエジソンが約100年前に残した、予言めいた言葉を記します。

エジソンが述べたような医療の世界が到来することを祈念します。

本書がみなさまの健康増進のお役に少しでも立てば、これに勝る喜びはありません。

2020年9月　台風の余波の朝に　満尾　正

"The doctor of the future will give no medication,
but will interest his patients in the care of the human frame,
diet and in the cause and prevention of disease. ~ "

—— Thomas A. Edison　1847-1931

「未来の医者は薬物を投与することがないでしょう。
その代わりに、患者を全人的に扱い、
食事療法や患者の病気の原因と予防について
関心を持つでしょう。」

参考文献

Yasuda et.al. Men's Health Gender 2007

Holick MF: Vitamin D deficiency. N Engl J Med 2007; 357: 266-81.

Calabrese LH. Cytokine storm and the prospects for immunotherapy with COVID-19. Cleve Clin J Med 2020;:ccc008.1-3

Grant WB, Lahore H, McDonnell SL, et al. Evidence that Vitamin D Supplementation Could Reduce Risk of Influenza and COVID-19 Infections and Deaths. Nutrients 2020;12(4):988-1006

Holick MF, Vitamin D. In Modern Nutrition in Health and Disease. Lippincott Williams & Wilkins.2006.p.376-395.

Mitsuo T, Nakao M. Vitamin D and anti-aging medicine. Clin Calcium 2008;18(7):980-5.

Liu PT, Stenger S, Li H, Wenzel L, et al. Toll-like receptor triggering of a vitamin D-mediated human antimicrobial response. Science. 2006 Mar 24;311(5768):1770-3.

Adorini, L., Penna, G. Dendritic cell tolerogenicity: a key mechanism in immunomodulation by vitamin D receptor agonists. Hum Immunol. 2009; 70:345-352.

N.C. Harvey and M.T. Cantorna. Vitamin D and immune system, In: CalderIn PC editor. Diet, Immunity and Inflammation.（Woodhead Publishing Series in Food Science, Technology and Nutrition）. Elsevier Science. 2013. Chapter 9.

Itoh M, Tomio J, Toyokawa S, et al. Vitamin D-Deficient Rickets in Japan. Glob Pediatr Health. 2017;4:2333794X17711342.

Urashima M, Segawa T, Okazaki M, et al. Randomized trial of vitamin D supplementation to prevent seasonal influenza A in schoolchildren. Am J Clin Nutr 2010;91(5):1255-60.

Cannell JJ, Zasloff M, Garland CF, et al. On the epidemiology of influenza. Virol J 2008;5(1):29-12.

Urashima M, Mezawa H, Noya M. Effects of vitamin D supplements on influenza A illness during the 2009 H1N1 pandemic: a randomized controlled trial. Food Funct 2014;5(9):2365-70.

Martineau AR, Jolliffe DA, Hooper RL, et al. Vitamin D supplementation to prevent acute respiratory tract infections: systematic review and meta-analysis of individual participant data. BMJ 2017;356:i6583.1-14

Petre Cristian Ilie PC, Stefanescu S, Smith L.The Role of Vitamin D in the Prevention of Coronavirus Disease 2019 Infection and Mortality.Aging Clin Exp Res. 2020 May 6;1-4.

Mean vitamin D levels per courtry versus COVID-19 cases and mortality/1M population

Raharusun P,Priambada S,Budiarti_C,et al. Patterns of COVID-19 Mortality and Vitamin D: An Indonesian Study. April 26, 2020

Jakovac H. COVID-19 and vitamin D-Is there a link and an opportunity for intervention? Am J Physiol Endocrinol Metab.2020;318(5):E589-9.

N Engl Med 2007;357:266-281

JAMA. 2019;321(14):1361-1369. doi:10.1001/jama.2019.2210

J.Clin.Endocrinol.Metab.96,643-651(2011).

Ito,M.et.al.Vitamin D-Deficient Rickets in Japan.Glob Pediatric Health 4,1-5,(2017).

Am J Clin Nutr. 2020;111(1):52-60.

The Effects of Oral Magnesium Supplementation on Glycemic Response amog Type2 Diabetes Patients. Nutrients. 2018 Dec 26;11(1).

Am J Clin Nutr. 2016 Mar;103(3):942-51. doi: 10.3945/ajcn.115.115188. Epub 2016 Jan 27.

Clin Nutr. 2018 Apr;37(2):667-674. doi: 10.1016/j.clnu.2017.02.010. Epub 2017 Feb 28.

J Lab Clin Med. 1990 Nov;116(5):737-49.

Circulation. 2005 Oct 25;112(17):2627-33.Relation between serum phosphate level and cardiovascular event rate in people with coronary disease.

BMJ. 2020;368:m34. Published 2020 Jan 29

Nutr J. 2015; 14: 64. Published online 2015 Jun 28. doi: 10.1186/s12937-015-0052-x

Am J Clin Nutr. 2019 Jun 1;109(6):1738-1745.

Alzheimer's Disease N Engl J Med 2010; 362:329-344 doiI: 10.1056/NEJMra0909142

Aluminum and silica in drinking water and the risk of Alzheimer's disease or cognitive decline:findings from 15-year follow-up of the PAQUID cohort Am J Epidemiol. 2009 Feb 15;169(4):489-96. doi: 10.1093/aje/kwn348. Epub 2008 Dec 8.

Link between Aluminum and the Pathogenesis of Alzheimer's Disease: The Integration of the Aluminum and Amyloid Cascade Hypotheses International Journal of Alzheimer's Disease Volume 2011, Article ID 276393, 17 doi:10.4061/2011/276393

Nutrients.2018 Sep;10(9):1202.

Sender R, Fuchs S, Milo R (2016) Revised Estimates for the Number of Human and Bacteria Cells in the Body. PLoS Biol 14(8): e1002533.

Fiona S. Atkinson, Kaye Foster-Powell, and Jennie C. Brand-Miller in the December 2008 issue of Diabetes Care, Vol. 31, number 12, pages 2281-2283.

Finch and Mobbs,in Biological Markers of Aging 1982 p30-41

Brain, Behavior, and Immunity. 2019;82: 396-405

伊藤裕：日本臨牀,61(10),1837-1843,2003

『亜鉛は糖代謝・成長・味覚に必須のミネラル』(桜井弘・著／ふるさと文庫)

『リンの事典』(大竹久夫ほか著／朝倉書店)

『増補新版 食品別糖質量ハンドブック』(江部康二・監／洋泉社)

厚生労働省「人口動態統計」

文部科学省「食品成分データベース」

満尾 正（みつお・ただし）

満尾クリニック院長・医学博士
米国先端医療学会理事
日本抗加齢医学会評議員
日本キレーション協会代表

1957年横浜生まれ。北海道大学医学部卒業後、内科研修を経て杏林大学救急医学教室講師として救急救命医療の現場などに従事。

ハーバード大学外科代謝栄養研究室研究員、救急振興財団東京研修所主任教授を経た後、日本で初めてのアンチエイジング専門病院「満尾クリニック」を開設。

米国アンチエイジング学会（A4M）認定医（日本人初）、米国先端医療学会（ACAM）キレーション治療認定医の資格を併せ持つ、唯一の日本人医師。

著書に『食べる投資 ハーバードが教える世界最高の食事術』（アチーブメント出版）、『世界の最新医学が証明した 長生きする食事』（同）など。

満尾クリニック www.drmitsuo.com

装丁・本文デザイン　小口翔平＋奈良岡菜摘＋加瀬梓（tobufune）
構成　中村富美枝
編集協力　稲岡総平デザイン室

世界最新の医療データが示す
最強の食事術

ハーバードの栄養学に学ぶ究極の「健康資産」の作り方

2020年11月2日　初版第1刷発行
2024年11月6日　　　第3刷発行

著者　満尾 正
発行人　稲葉成昭
発行所　株式会社小学館
〒101-8001
東京都千代田区一ツ橋2-3-1
編集　03-3230-5535
販売　03-5281-3555

印刷所　大日本印刷株式会社
製本所　牧製本印刷株式会社

ISBN978-4-09-310667-2